"十四五"时期国家重点出版物出版专项规划项目

实用关节镜手术系列

膝关节韧带损伤修复与重建

Repair and Reconstruction of Knee Joint Ligament Injuries

主　编　刘玉杰　黄长明　薛　静

副主编　周　密　齐　玮　曲　峰

编　者　（以姓氏笔画为序）

王　宁　王明新　甘志勇　朱娟丽

李春宝　李海鹏　国　宇　周敬滨

赵盈绮　高　奉　董辉详　傅仰攀

北京大学医学出版社

XIGUANJIE RENDAI SUNSHANG XIUFU YU CHONGJIAN

图书在版编目（CIP）数据

膝关节韧带损伤修复与重建 / 刘玉杰，黄长明，薛静主编
. —北京：北京大学医学出版社，2022.8
ISBN 978-7-5659-2631-0

Ⅰ.①膝…　Ⅱ.①刘…②黄…③薛…　Ⅲ.①膝关节 – 关节
韧带 – 修复术　Ⅳ.① R686.5

中国版本图书馆 CIP 数据核字（2022）第 061224 号

膝关节韧带损伤修复与重建

主　　编：刘玉杰　黄长明　薛　静
出版发行：北京大学医学出版社
地　　址：（100191）北京市海淀区学院路 38 号　北京大学医学部院内
电　　话：发行部 010-82802230；图书邮购 010-82802495
网　　址：http://www.pumpress.com.cn
E - m a i l：booksale@bjmu.edu.cn
印　　刷：北京信彩瑞禾印刷厂
经　　销：新华书店
责任编辑：崔玲和　　责任校对：靳新强　　责任印制：李　啸
开　　本：787 mm×1092 mm　1/16　印张：15.75　字数：363 千字
版　　次：2022 年 8 月第 1 版　2022 年 8 月第 1 次印刷
书　　号：ISBN 978-7-5659-2631-0
定　　价：160.00 元

主编简介

刘玉杰，中国人民解放军总医院骨科主任医师、教授、博士生导师；文职一级，技术二级。现任中国人民解放军医学科学技术委员会骨科专业委员会关节镜与运动医学学组主任委员、中华医学会骨科学分会关节镜与运动医学学组副组长、中国医师协会骨科医师分会运动医学专业委员会副主任委员、中国残疾人康复协会肢体残疾康复专业委员会副主任委员、中华医学会运动医疗分会前任副主任委员兼上肢学组组长。以第一完成人获国家科学技术进步奖二等奖、军队科学技术进步奖一等奖、军队医疗成果奖二等奖和三等奖各1项，"十一五"军队重大科技奖2项、恩德思医学科学技术奖一等奖1项、北京市科学技术奖三等奖1项。获国家科学技术进步奖一等奖（第五）、军队科学技术进步奖一等奖（第四）各1项，军队医疗成果奖二等奖（第二）2项。获得总后勤部优秀中青年技术专家、301医院首届十大名医、吴阶平—保罗·杨森医学药学奖；荣立二等功2次、三等功2次。全国第二届"白求恩式好医生"、2019世界军人运动会志愿者形象大使火炬手。培养博士、硕士研究生65名。发表论文300余篇（第一作者195篇）。主编及主译专著17部，参编专著14部。获国家专利7项。

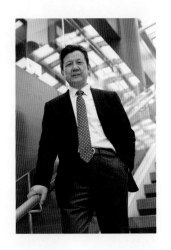

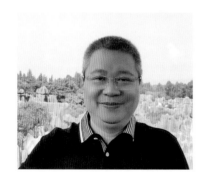

黄长明，解放军陆军第七十三集团军医院、厦门大学附属成功医院关节微创外科主任，主任医师、硕士生导师。现任中华医学会运动医疗分会上肢运动创伤学组委员；中国人民解放军医学科学技术委员会骨科专业委员会关节镜与运动医学学组副主任委员；东部战区关节镜与运动医学学组组长；福建省骨科学会关节镜与运动医学学组副组长，中国残疾人康复协会肢体残疾康复专业委员会运动损伤重建与康复学组副主任委员。《中华肩肘外科电子杂志》编委、《中国骨与关节损伤杂志》常务编委、《中国矫形外科杂志》常务编委。主编、副主编和参编专著5部，获国家实用新型专利10项。

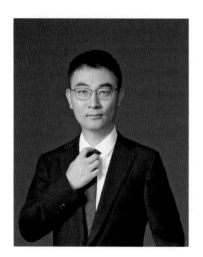

薛静，博士，副主任医师，硕士生导师，空军特色医学中心骨科运动医学组组长。从事关节镜与运动医学专业10余年，擅长对常见四肢运动损伤的关节镜微创手术治疗。现任中国人民解放军医学科学技术委员会骨科专业委员会青年委员，中国人民解放军医学科学技术委员会骨科专业委员会关节镜与运动医学学组委员，北京医学会骨科学分会理事。主编、主译专著3部，副主编或参编专著20余部。

前　言

　　随着全民健身运动的蓬勃开展，参与运动的人越来越多，相继膝关节韧带运动损伤的发病率逐年增多。当今科技迅猛发展，采用关节镜微创技术进行膝关节韧带损伤的修复与重建，已经成为膝关节韧带损伤的主要治疗手段。关节镜新技术受到越来越多的患者们的好评。近几年，越来越多的年轻医生投身于运动医学事业之中，对学习关节镜微创技术孜孜以求。关节镜微创技术推动了运动医学事业的进一步发展，为提高全民健康水平做出了巨大的贡献。

　　为了便于年轻医生和初学者们系统地学习和掌握膝关节韧带损伤修复与重建技术，本书以实用性、理论性、创新性和系统性相结合，以图文并茂的形式论述了基础理论、创新技术和操作方法。着重讲述膝关节前、后交叉韧带，内、外侧副韧带和髌韧带的解剖结构。详细论述韧带损伤的临床检查、影像学诊断、术前准备和韧带修复重建的材料选择方法。重点阐述膝关节交叉韧带损伤翻修的不同方法，内侧及外侧副韧带损伤、髌韧带损伤、髌骨不稳、髌支持带重建、股四头肌腱和髌腱等损伤的修复与重建技术。详尽描述自主设计的膝关节交叉韧带损伤捆扎残束、悬吊残端、保留残根等保残重建的创新理念和技术。还介绍了自主研发的同种异体生物骨挤压钉和双横穿钉固定重建膝关节交叉韧带损伤。这些自主创新技术对更新理念、推动耗材国产化和降低医疗成本等，都具有重要的价值。

　　在本书即将出版之际，我衷心地感谢各位作者严谨的科学态度、忘我的工作热情和孜孜不倦的工作精神！对关心、支持运动医学事业发展和对本书写作与出版给予巨大支持与帮助的朋友们表示感谢。由于编者水平有限，编写时间仓促，书中难免有不足之处，敬请广大读者朋友们提出宝贵的意见，以期再版时改进。期盼本书早日出版，以飨广大读者。

刘玉杰

2021 年 12 月

手术视频资源

序号	名　称	页码
1	前交叉韧带保残重建	75
2	前交叉韧带重建术	98
3	双 RigidFix 固定自体腘绳肌腱重建前交叉韧带并半月板修复术	102
4	ACL 全内重建技术	106
5	单隧道双束重建前交叉韧带	118
6	人工韧带重建前交叉韧带	123
7	后交叉韧带重建术	131
8	PCL 全内重建技术	145
9	人工韧带重建后交叉韧带	155
10	锚钉缝合桥技术治疗胫骨髁间棘撕脱骨折	170
11	前交叉韧带翻修术	186
12	后交叉韧带翻修术	190
13	关节镜下髌股内侧韧带缝线紧缩术	211

目 录

第一章　膝关节韧带解剖 ·· 1

第一节　前交叉韧带 ·· 1

第二节　后交叉韧带 ·· 4

第三节　膝关节外侧稳定结构 ·· 8

第四节　膝关节内侧稳定结构 ·· 10

第五节　伸膝支持结构 ·· 12

第二章　膝关节韧带损伤的诊断与术前准备 ······························ 15

第一节　膝关节韧带损伤体格检查 ···································· 15

第二节　膝关节影像学检查 ·· 21

第三节　膝关节镜手术体位 ·· 34

第三章　膝关节韧带损伤修复重建肌腱移植材料 ························ 37

第一节　腘绳肌腱 ·· 37

第二节　骨 – 髌腱 – 骨 ·· 42

第三节　股四头肌腱 ·· 45

第四节　腓骨长肌腱 ·· 48

第五节　同种异体肌腱 ·· 50

第六节　人工韧带 ·· 53

第四章　保残重建前交叉韧带 ·· 56

第一节　保残重建前交叉韧带的价值 ·································· 56

第二节　前交叉韧带部分损伤止点原位固定术 ·························· 60

第三节　保残重建前交叉韧带 ·· 69

第四节　保留单束重建残束 ·· 75

第五章　前交叉韧带重建 ·· 81

第一节　骨 – 髌腱 – 骨移植物重建前交叉韧带 ························ 81

第二节　股四头肌腱移植物重建前交叉韧带 ……………………………… 86

第三节　骨栓肌腱结嵌压固定法重建前交叉韧带 …………………………… 92

第四节　袢钢板固定重建前交叉韧带 ………………………………………… 98

第五节　双横钉固定重建前交叉韧带 ……………………………………… 102

第六节　全关节内技术重建前交叉韧带 …………………………………… 106

第七节　双束双隧道重建前交叉韧带 ……………………………………… 112

第八节　单隧道双束重建前交叉韧带 ……………………………………… 118

第九节　人工韧带重建前交叉韧带 ………………………………………… 123

第六章　后交叉韧带重建 ………………………………………………… 131

第一节　EndoButton 界面螺钉固定重建后交叉韧带 …………………… 131

第二节　RigidFix 横钉技术固定重建后交叉韧带 ……………………… 140

第三节　全内固定技术重建后交叉韧带 …………………………………… 145

第四节　胫骨 Inlay 技术重建后交叉韧带 ……………………………… 151

第五节　人工韧带重建后交叉韧带 ………………………………………… 155

第七章　交叉韧带胫骨止点撕脱骨折固定术 ………………………… 160

第一节　领带结套扎固定治疗胫骨髁间棘撕脱骨折 ……………………… 160

第二节　袢钢板固定治疗胫骨髁间棘撕脱骨折 …………………………… 166

第三节　锚钉缝合桥技术治疗胫骨髁间棘撕脱骨折 ……………………… 170

第四节　领带结套扎固定后交叉韧带胫骨止点撕脱骨折 ………………… 178

第五节　EndoButton 悬吊固定后交叉韧带撕脱骨折 …………………… 181

第八章　交叉韧带翻修术 ………………………………………………… 185

第一节　概述 ………………………………………………………………… 185

第二节　前交叉韧带翻修术 ………………………………………………… 186

第三节　后交叉韧带翻修术 ………………………………………………… 190

第九章　膝关节不稳修复重建术 ……………………………………… 195

第一节　膝关节内侧不稳修复重建术 ……………………………………… 195

第二节　膝关节外侧不稳修复重建术 ……………………………………… 200

第十章　髌骨周围韧带损伤修复重建术·················**211**

　　第一节　髌骨不稳的修复与重建 ·························· 211

　　第二节　伸膝结构损伤修复与重建 ······················ 224

第十一章　膝关节韧带损伤的康复与功能评定··········**231**

　　第一节　膝关节韧带损伤重建术后康复训练基本方法 ······· 231

　　第二节　膝关节功能评定量表 ························· 237

　　第三节　膝关节韧带损伤重建术后康复方案 ············· 240

第一章 膝关节韧带解剖

第一节 前交叉韧带

前交叉韧带（anterior cruciate ligament，ACL）具有限制胫骨相对于股骨的前向活动，控制胫骨相对股骨的内、外旋转的作用。ACL 在屈膝时防止胫骨对股骨的过度前移，在伸膝时阻止膝关节过伸。屈膝 90°胫骨旋转中立位时，ACL 张力占前抽屉试验中抵抗力的 85%。

ACL 在屈膝 30°～50°时张力最小。屈膝时前内侧束紧张，后外侧束松弛；伸直时后外侧束紧张，前内侧束松弛。后外侧束是对抗关节过伸的主要力量。

ACL 最大可承受的力为 1725～2160 N[1]。快速加载运动易造成实质部断裂，慢速加载运动容易引起止点撕脱伤。前交叉韧带具有本体感受器功能，受胫神经纤维支配。

【前交叉韧带解剖】

膝关节前交叉韧带起自股骨髁间窝外侧髁的内侧，止于胫骨髁间隆起的前方（图 1-1-1），部分被滑膜皱褶覆盖，平均长度为 31～35 mm。ACL 在胫骨的止点部分比较粗大（图 1-1-2），股骨髁间窝部分相对较细。解剖学研究将前交叉韧带分为两束，即前内侧束（AM）和后外侧束（PL）（图 1-1-3），前内侧束和后外侧束之间有的界限比较清晰，影像学检查（MRI）可清晰显示（图 1-1-4）[2]。关节镜下可直接观察前内侧束和后外侧束的解剖结构，分界清楚（图 1-1-5）。有人报道 ACL 分为前内侧束、中间束和后外侧束，即三束解剖结构（图 1-1-6）[3]。笔者也曾发现有类似三束样的结构（图 1-1-7）。

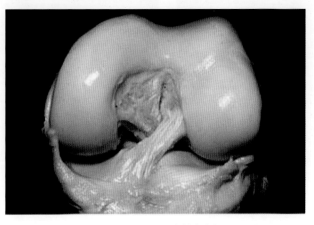

图 1-1-1　ACL 大体解剖图

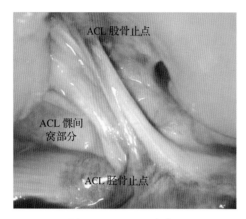

图 1-1-2　ACL 止点

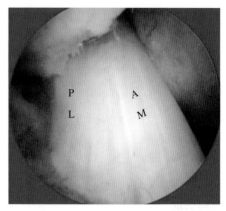

图 1-1-3　前交叉韧带分束

AM. 前内侧束；PL. 后外侧束

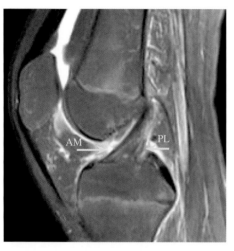

图 1-1-4　膝关节 MRI 矢状位图像

AM. 前内侧束；PL. 后外侧束

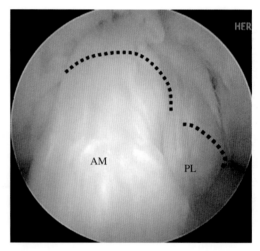

图 1-1-5　ACL 分束

前内侧束（AM）与后外侧束 (PL) 分界清楚

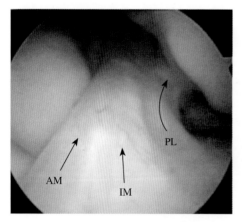

图 1-1-6　ACL 三束解剖结构

AM. 前内侧束；PL. 后外侧束；IM. 中间束

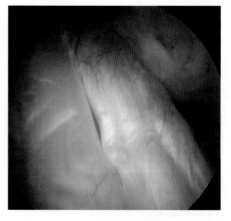

图 1-1-7　ACL 关节镜图像

ACL 似三束解剖结构

前交叉韧带的血供主要来自膝中动脉和膝下内、外侧动脉。膝中动脉来源于腘动脉，直接进入后关节囊。膝下内、外侧动脉供应髌下脂肪垫，再通过覆盖韧带的滑膜提供血运，前交叉韧带胫骨附着点几乎不提供血供[4]。

【前交叉韧带的骨性标志】

股骨外侧髁内侧面的住院医师嵴为前叉韧带在股骨的止点（图 1-1-8），住院医师嵴后方形成外侧束间隆起（lateral bifurcate ridge），称为分叉嵴（图 1-1-9），是前内侧束和后外侧束的分界标志。伸膝关节时，分叉嵴前上为前内侧束，后下为后外侧束[5]。

ACL 胫骨端附着部（图 1-1-10）在胫骨髁间棘前外侧的凹陷区域，呈椭圆形，通常与外侧半月板前角相连，左右径约为 9.5 mm，前后径约为 12 mm。前内侧束止于内侧髁间棘的前内侧，后外侧束止于外侧髁间棘的后外侧（图 1-1-11）[6]。

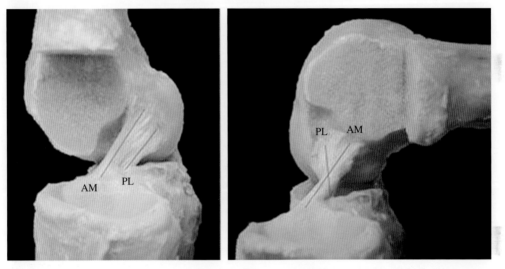

图 1-1-8　ACL 股骨止点后缘纤维

与外侧髁间窝后壁的后缘平齐（AM. 前内侧束；PL. 后外侧束）

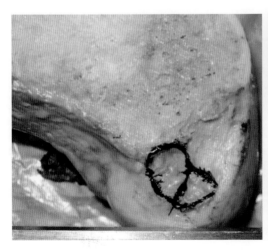
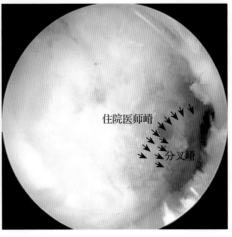

图 1-1-9　ACL 在股骨髁间窝住院医师嵴的止点

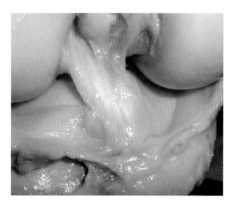

图 1-1-10　ACL 胫骨端附着部

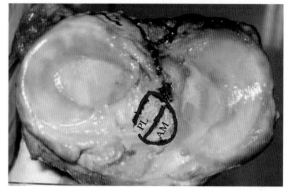

图 1-1-11　前内侧束（AM）、后外侧束（PL）的胫骨
止点位置

参考文献

[1] WILSON T W, ZAFUTA M P, ZOBITZ M. A biomechanical analysis of matched bone-patellar tendon-bone and double-looped semitendinosus and gracilis tendon grafts[J]. Am J Sports Med, 1999, 27(2): 202-207.

[2] FU F H, BENNETT C H, MA C B, et al. Current trends in anterior cruciate ligament reconstruction. Part Ⅱ. Operative procedures and clinical correlations[J]. Am J Sports Med, 2000, 28(1): 124-130.

[3] AIMS A A, DAWKINS G P. Functional anatomy of the anterior cruciate ligament, Fibre bundle actions related to ligament replacements and injuries[J]. Br J Bone Joint Surg, 1991, 73(2): 260-267.

[4] 王守安, 张胜昌, 钟震亚, 等. 膝交叉韧带的血供及其临床意义 [J]. 中国临床解剖学杂志, 2009, 27(5): 516-519.

[5] FERRETTI M, EKDAHL M, SHEN W, et al. Osseous landmarks of the femoral attachment of the anterior cruciate ligament: an anatomic study[J]. Arthroscopy, 2007, 23: 1218-1225.

[6] SADOGHI P, BORBAS P, FRIESENBICHLER J, et al. Evaluating the tibial and femoral insertion site of the anterior cruciate ligament using an objective coordinate system: a cadaver study[J]. Injury, 2012, 43(10): 1771-1775.

（曲　峰　刘玉杰）

第二节　后交叉韧带

【后交叉韧带解剖】

后交叉韧带（posterior cruciate ligament，PCL）是限制膝关节胫骨后移的主要解剖结构。PCL 起自股骨髁间窝内后侧，呈扇形斜向后外下方，止于胫骨髁间隆起后方的斜坡。股骨和胫骨附着处相对较宽（图 1-2-1），与外侧半月板后角相邻。PCL 平均长度为 32 ~ 38 mm，宽约 13 mm，直径是 ACL 的 2 倍。PCL 分为前外侧束和后内侧束，前外侧束是 PCL 的主要部分。在股骨附着处，前外侧束居前方，后内侧束居后方。在胫骨附着部，前外侧束居外侧，后内侧束居内侧（图 1-2-2）[1]。

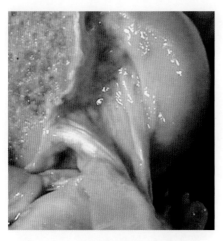

图 1-2-1　后交叉韧带大体解剖图

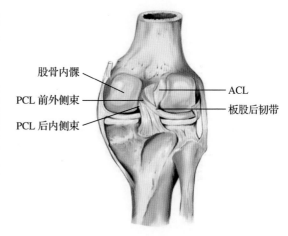

图 1-2-2　后交叉韧带（PCL）前外侧束和后内侧束

在胫骨附着部前外侧束居外侧，后内侧束居内侧

PCL 是关节内滑膜外结构（图 1-2-3）。后交叉韧带的血运来自膝中动脉的韧带支和后关节囊的小动脉。膝下动脉有血管支供应关节囊（图 1-2-4）。PCL 受胫神经发出的神经纤维支配，具有本体感受器功能（图 1-2-5）[2]。

PCL 与 ACL 及内、外侧半月板在膝关节内形成 8 字稳定结构（图 1-2-6），以限制膝关节的旋转运动。膝关节后方稳定性主要由 PCL 和关节囊维持。95% 的限制胫骨向后滑移的力量由 PCL 提供。在膝关节屈曲时控制后向稳定性，过伸时则无此作用。PCL 限制外旋功能，在屈膝 30° 和 90° 时，PCL 承受 85% ~ 100% 的后向应力，起到旋转轴心的作用[3]。

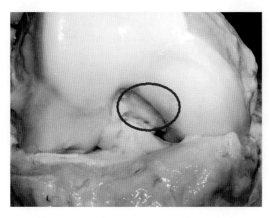

图 1-2-3　前面观 PCL 周围被滑膜包裹

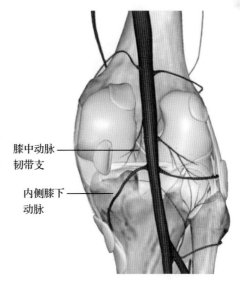

图 1-2-4　后关节囊及 PCL 血供

来自膝中动脉的韧带支和后关节囊的小动脉，膝下动脉有血管支供应关节囊

5

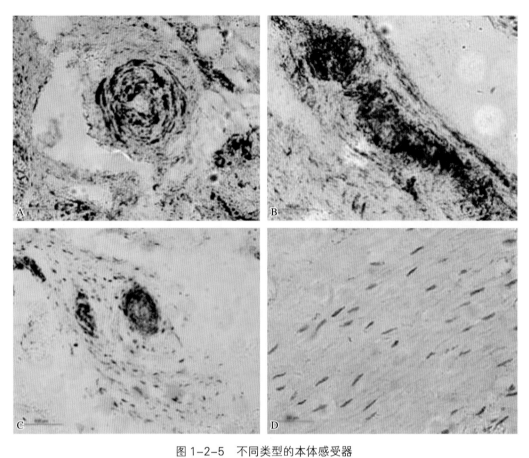

图 1-2-5　不同类型的本体感受器

A. 鲁菲尼（Ruffini）小体；B. 环层小体 [帕奇尼（Pacinian）小体]；C. 高尔基（Golgi）腱器；D. 游离神经末梢

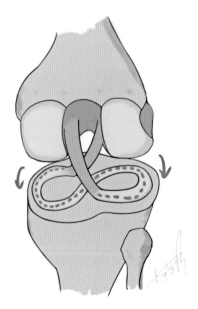

图 1-2-6　8 字稳定结构示意图

【后交叉韧带复合体】

半月板股骨韧带简称板股韧带，起自外侧半月板后角，止于股骨内侧髁，分为板股前韧带［汉弗莱韧带（Humphrey ligament）］和板股后韧带［里斯伯格韧带（Wrisberg ligament）］[4]。约70%的膝关节有半月板股骨韧带，约30%半月板股骨韧带缺如。板股韧带与PCL的前外侧束和后内侧束共同构成PCL复合体（图1-2-7）。半月板股骨韧带纤维数量相当于PCL的22%，极限张力为297±141 N，主要功能是限制胫骨后移、侧方和旋转移位。

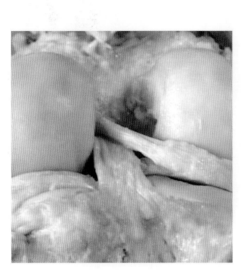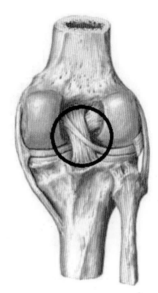

图1-2-7　PCL复合体板股韧带与后交叉韧带

板股韧带起自外侧半月板后角，止于股骨内侧髁

参考文献

[1] JORGE C, BRADY T W, ROBERT F L, et al. Posterior cruciate ligament[J]. Arthroscopy, 2020, 36(2): 333–335.

[2] GAO F, ZHOU J B, HE C, et al. A morphologic and quantitative study of mechanoreceptors in the remnant stump of the human anterior cruciate ligament[J]. Arthroscopy, 2016, 32(2): 273–280.

[3] PACHE S, AMAN Z S, KENNEDY M, et al. Posterior cruciate ligament: current concepts review[J]. Arch Bone Jt Surg, 2018, 6(1): 8–18.

[4] KENNEDY N I, WIJDICKS C A, GOLDSMITH M T, et al. Kinematic analysis of the posterior cruciate ligament, part 1: the individual and collective function of the anterolateral and posteromedial bundles[J]. Am J Sports Med, 2013, 41(12): 2828–2838.

（曲　峰　刘玉杰）

第三节　膝关节外侧稳定结构

【膝关节外侧副韧带】

膝关节外侧副韧带（图 1-3-1）又称为腓侧副韧带，起自股骨外侧髁偏后方的凹陷中，远端止于腓骨头的外侧粗隆的前方，呈圆索条状，长 61.5 mm，远端 1/3 与股二头肌腓骨止点的肌腱相融合[1]。

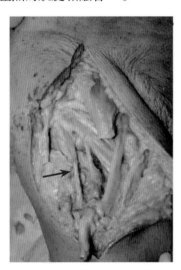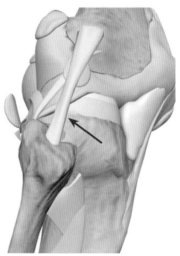

图 1-3-1　外侧副韧带（红色箭头处）

外侧副韧带近端附着点下方即为腘肌腱起点。外侧副韧带后内侧是腘腓韧带，外侧副韧带中、下 1/3 交界处深面恒定有膝下外侧血管及腓总神经分支通过（图 1-3-2）。外侧副韧带后方为腓总神经和膝关节外侧血管[2]。

【膝关节后外侧复合体】

膝关节后外侧复合体又称为后外侧角，由浅层外侧副韧带、腘肌腱、弓状韧带、豆腓韧带、腘腓韧带，以及位于深层的后外侧关节囊组成。其中尤以外侧副韧带、腘肌腱、腘腓韧带最为重要（图 1-3-3）[3, 4]。

后外侧角以外侧副韧带和腘腓韧带的强度较大，分别为 750 N 和 425 N。它与后交叉韧带共同发挥限制伸膝位胫骨后移的作用。外侧副韧带在伸膝位时处于紧张状态，在屈膝超过 30° 时则松弛，具有限制胫骨后移和胫骨外旋的作用，是限制屈膝 5° ~ 25° 位时膝内翻的主要结构，损伤后导致膝关节后外旋转不稳。后外侧角主要影响

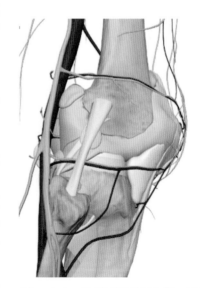

图 1-3-2　外侧副韧带及血管、神经

外侧副韧带中、下 1/3 交界处深面恒定有膝下外侧血管及腓总神经分支通过

伸膝位的后侧稳定性，而 PCL 则影响屈膝 90° 位的后侧稳定性。

【膝关节后外侧动力稳定装置】

股二头肌腱、髂胫束、腓肠肌外侧头被称为膝关节后外侧动力性"装置"（图 1-3-4），具有限制胫骨外旋及膝内翻，加强膝关节后外侧的稳定性的作用。

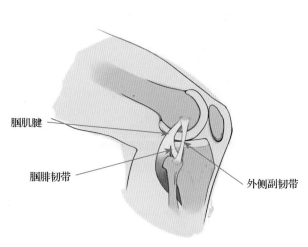

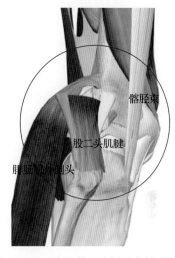

图 1-3-3 膝关节后外侧复合体组成　　　　图 1-3-4 膝关节后外侧动力性"装置"

【膝关节前外侧韧带】

膝关节前外侧韧带（ALL）是近年来膝关节领域的研究热点之一。该韧带起自股骨外上髁的后上方，止于腘肌腱止点的正前方和外侧副韧带。起点的近端偏后，在关节线处绕过外侧副韧带斜向前下止于 Gerdy 结节或 Gerdy 结节略偏后（图 1-3-5）[5]，膝关节前外侧韧带距胫骨软骨缘约为 11.5 mm，外形宽扁，其厚度在关节线处约为 1.2 mm。

膝关节前外侧韧带在控制膝关节内旋稳定性方面有一定的作用。有报道显示，在发

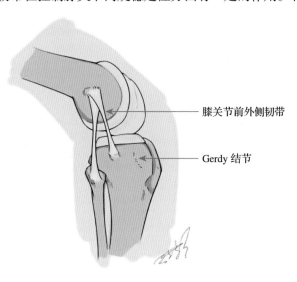

图 1-3-5 膝关节前外侧韧带的止点与走行

生 Segond 骨折的患者，均发现有膝关节前外侧韧带存在。有文献报道，解剖研究发现膝关节前外侧韧带不是所有人均存在，亚洲人 10% ~ 37.2% 存在，西方人 83% ~ 97.6% 存在[6]。

【膝关节前外侧复合体（ALC）】

近几年来，由于对膝关节前外侧韧带的探索，引出了前外侧复合体（anterolateral complex，ALC）的概念。ALC（图 1-3-6）是由髂胫束、前外侧关节囊等纤维组织组成的整体结构，对限制胫骨内旋和维持膝关节旋转稳定性具有重要作用[7]。

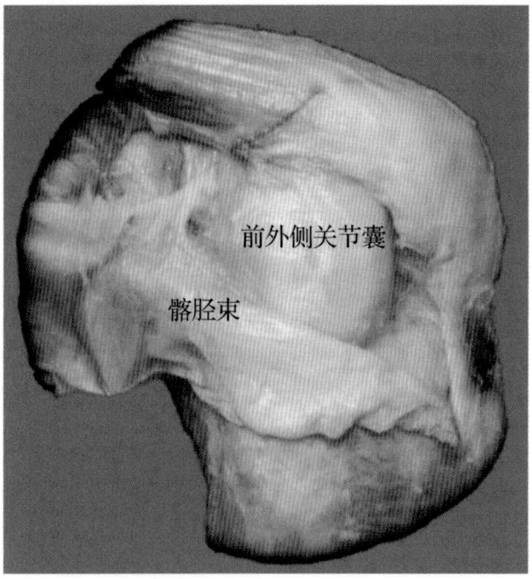

前外侧关节囊

髂胫束

图 1-3-6　膝关节前外侧复合体（ACL）

参考文献

[1] MENDES E, SILVA M V. Anatomy of the lateral collateral ligament: A cadaver and histological study[J]. Knee Surg Sports Traumatol Arthrosc, 2006, 14(3): 221-228.

[2] ZANTOP T, SCHUMACHER T. Anterolateral rotational knee instability: role of posterolateral structures[J]. Arch Orthop Trauma Surg, 2007, 127(9): 743-752.

[3] TERRY G C, LAPRADE R F. The posterola teral aspect of the knee, anatomy and surgical approach[J]. Am J Sports Med, 1996, 24: 732-739.

[4] CLAES S, VEREECKE E, MAES M, et al.Anatomy of the anterolateral ligament of the knee[J]. J Anat, 2013, 223: 321-328.

[5] VIEIRA L, VIEIRA A, DA SILVA T, et al. An anatomic study of the iliotibial tract[J]. Arthroscopy, 2007, 23(3): 269-274.

[6] 刘沛东，鹿战，雷宏伟，等. 成人膝关节前外侧韧带的应用解剖学研究 [J]. 中华解剖与临床杂志，2019, 24(2): 151-156.

[7] VOLKER M, ELMAR H, FREDDIE H F, et al. The anterolateral complex and anterolateral ligament of the knee[J]. J Am Acad Orthop Surg, 2018: 1-7.

（曲　峰　刘玉杰）

第四节　膝关节内侧稳定结构

【膝关节内侧副韧带】

膝关节内侧副韧带（MCL）（图 1-4-1）分为浅层、深层、斜部 3 个部分[1]，起自股骨内上髁下缘，是膝关节内侧关节囊加厚部分。MCL 止于胫骨平台内侧缘，在关节线与内侧半月板紧密相连，长度为 26 mm，是膝关节对抗外翻负荷的重要稳定结构，也对内侧半月板起着重要的锚固作用，对防止膝外翻和小腿外旋具有重要作用[2]。

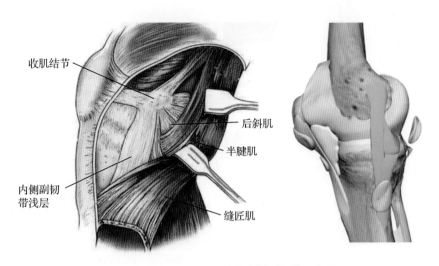

图 1-4-1　膝关节内侧副韧带示意图

起自股骨内上髁下缘，止于胫骨平台内侧缘

【膝关节后内侧复合体】

膝关节内侧后 1/3，MCL 浅层纵行纤维后缘与后交叉韧带（PCL）内侧缘之间的结构称为后内侧复合体（posteromedial complex，PMC）（图 1-4-2）。PMC 包括静力性稳定结构和动力性稳定结构。静力性稳定结构包括后斜韧带（posterior oblique ligament，POL）（关节囊束、浅束、中央束）（图 1-4-3）、腘斜韧带、后内侧关节囊、内侧半月板后角。此结构的近端附着于股骨内收肌结节，远端附着于胫骨后部，与半月板后部的纤维附着（图 1-4-3）。动力性稳定结构为缝匠肌、股薄肌、半腱肌、半膜肌腱及扩展部、腓肠肌内侧头肌腱。半膜肌可牵动 PMC 而使其呈紧张状态，是 PMC 的主要动力性稳定结构（图 1-4-2）[3]。

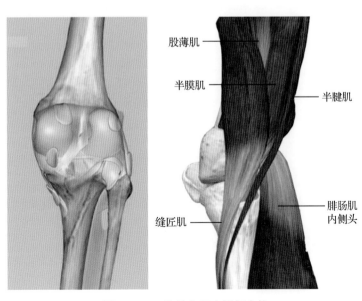

图 1-4-2　膝关节后内侧复合体

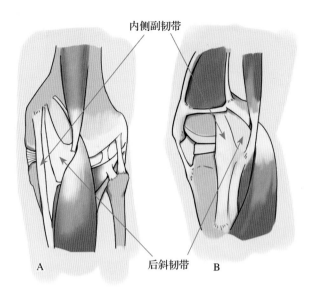

内侧副韧带

后斜韧带

A   B

图 1-4-3　后斜韧带（A. 后面观；B. 侧面观）

为膝关节内侧副韧带后方斜行的纤维结构，是独立增厚的关节囊韧带

参考文献

[1] WYMENGA A B, KATS J J, KOOLOOS J, et al. Surgical anatomy of the medial collateral ligament and the posteromedial capsule of the knee[J]. Knee Surg Sports Traumatol Arthrosc, 2006, 14(3): 229-234.

[2] KYLE A, ALEX L, LUCAS M, et al. Review: medial collateral ligament injuries[J]. J Orthop, 2017, 14(4): 550-554.

[3] HOSSEINI A, QI W, TSAI T Y, et al. In vivo length change patterns of the medial and lateral collateral ligaments along the flexion path of the knee[J]. Knee Surg Sports Traumatol Arthrosc, 2015, 23(10): 3055-3061.

（曲　峰　刘玉杰）

第五节　伸膝支持结构

【股四头肌及髌韧带】

　　股四头肌由股直肌、股外肌、股间肌和股内肌组成，四个头移行至髌骨上方，合并为股四头肌腱，附着于髌骨上缘。

　　髌韧带（髌腱）是股四头肌腱的延续，起自髌尖及其后方的粗面，于膝关节囊前方向下止于胫骨结节，长约 8 cm，是全身最强大的韧带结构（图 1-5-1）。髌骨与股四头肌腱任何一侧损伤，都会影响伸膝功能。

【髌骨支持带】

　　髌骨支持带分为髌内侧支持带和髌外侧支持带。髌内侧支持带（图 1-5-2）包括内侧髌股韧带（MPFL）、内侧髌胫韧带（MPTL）和髌内侧半月板韧带（MPML）。

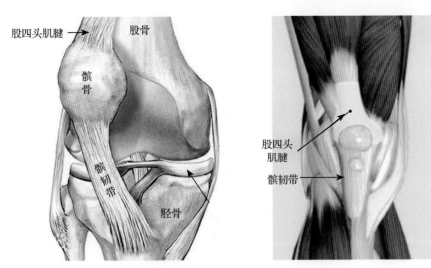

图 1-5-1 股四头肌腱与髌韧带

髌韧带是股四头肌腱的延续

内侧髌胫韧带起自股骨收肌结节与内上髁之间，止于髌骨内缘上 2/3，宽 10 ~ 30 mm，是稳定髌股关节的主要结构[1]。内侧髌股韧带可承受 208 N 的力，髌内侧支持带是对抗髌骨外移的重要结构[2]。

髌外侧支持带（图 1-5-3）起自股骨外上髁近端，止于髌骨外侧缘上 2/3。外侧髌骨半月板韧带从髌骨斜行延展至外侧半月板边缘，并向下在髂胫束深面附着于 Gerdy 结节[3]。

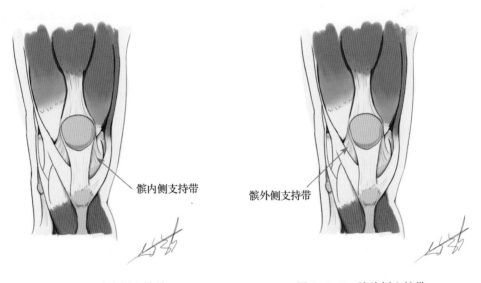

图 1-5-2 髌内侧支持带   图 1-5-3 髌外侧支持带

髌骨内侧稳定性由股内斜肌收缩和内侧髌股韧带的紧张决定；外侧稳定性由外侧支持带决定。

参考文献

[1] LAMBERTO F, MATTIA A M, STEFANO L, et al. Anatomy and biomechanics of the medial patellotibial ligament: a systematic review[J]. Surgeon, 2021, 19(5): e168−e174.

[2] THAI Q T, JASON R F, JARED C B, et al. The anatomy of the medial patellofemoral ligament[J]. Orthopedic, 2017, 40(4): 583−588.

[3] MERICAN A M, SANGHAVI S, IRANPOUR F, et al. The structural properties of the lateral retinaculum and capsular complex of the knee[J]. J Biomech, 2009, 42(14): 2323−2329.

（曲　峰　刘玉杰）

第二章 膝关节韧带损伤的诊断与术前准备

第一节 膝关节韧带损伤体格检查

膝关节韧带损伤的诊断除了要利用当今现代化的影像学检测仪器和技术外，还应当在详细了解病史的基础上，进行全面、准确的临床体格检查，即查体。

一、侧副韧带损伤检查方法

内侧副韧带（MCL）是防止膝外翻的重要结构，还有限制小腿外旋的功能。MCL分为浅层和深层，深层与内侧半月板紧密相连，因此，在 MCL 损伤时易合并内侧半月板损伤。

外侧副韧带（LCL）是防止膝关节内翻的主要稳定结构。当外力作用于膝部内侧时，膝关节受到内翻应力，轻度的外力使 LCL 轻度损伤，中重度的外力可造成外侧副韧带断裂或外侧韧带附丽处撕脱骨折。

【膝关节应力试验】

患者取仰卧位，膝关节伸直。医师腋部夹持患侧足踝，保持稳定，双手握住胫骨上段，施加内翻和外翻的应力（图 2-1-1）。也可以医师将一手置于患者膝关节内/外侧，另一手置于外踝或内踝，适当用力将膝关节内翻或外翻（图 2-1-2）。如外翻时患者膝关节内侧疼痛，则外翻应力试验阳性，提示内侧副韧带（MCL）损伤。如关节内侧间隙增宽，则提示 MCL 断裂。同法在膝关节屈曲 20°～30°时重复上述检查，对

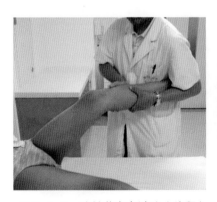

图 2-1-1 膝关节应力试验（外翻）

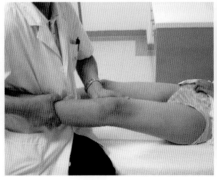
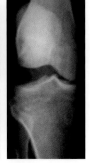

图 2-1-2 膝关节应力试验（内翻）

膝关节外侧间隙增宽，提示 LCL 断裂

未合并交叉韧带损伤单纯的 MCL 损伤更为敏感。如内翻时患者膝关节外侧疼痛，则内翻应力试验阳性，提示外侧副韧带（LCL）损伤。如出现内翻松弛，关节外侧间隙增宽，提示 LCL 断裂。

二、前交叉韧带损伤检查方法

膝关节交叉韧带损伤最经典的检查方法是拉赫曼（Lachman）试验、轴移试验、前抽屉试验、后抽屉试验，其中前抽屉试验阳性为 ACL 损伤，后抽屉试验阳性为 PCL 损伤。

【前抽屉试验】

前抽屉试验检查方法一：患者取仰卧位，患肢髋关节屈曲 45°，膝关节屈曲 90°，将双下肢靠拢，小腿处于旋转中立位，放松肌肉。医师端坐在患者患侧的足背处，以保持患肢稳定。医师双手紧紧环抱患者小腿胫骨结节处，将拇指放在膝关节间隙处，轻轻向前、后推移和牵拉胫骨（图 2-1-3）。

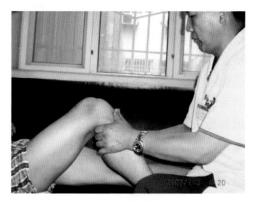

图 2-1-3　前抽屉试验检查方法一
阳性提示 ACL 损伤

前抽屉试验检查方法二：患者体位同"前抽屉试验"。医师取站立位，将肘关节屈曲 90°，前臂顶压和稳定患者下肢，进行前、后推移和牵拉胫骨（图 2-1-4）。

检查时仔细观察胫骨平台向前、后位移的距离，同时判断韧带是否有止点感，如胫骨前移超过 5 mm，且无明显止点感，即为前抽屉试验阳性，提示前交叉韧带损伤。麻醉后术前进行复查准确率会更高。同法分别在小腿中立位、内旋 30° 和外旋 15° 位重复进行上述检查。其中内旋位主要检查 ACL 和后外侧韧带结构；外旋位主要检查后内侧韧带结构和 ACL。注意，膝关节任何查体均需双侧对比，以客观地评估损伤情况。

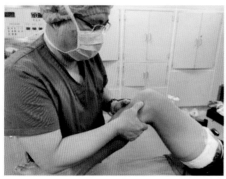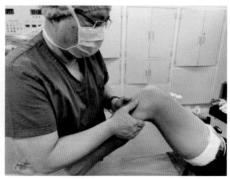

图 2-1-4　前抽屉试验检查方法二

【拉赫曼（Lachman）试验】

患者取仰卧位，髋部微屈，膝部移至床旁，小腿移至床外，膝关节屈曲15°，放松肌肉。医师一手握住患者大腿远端，稳定住膝关节；另一手握住患者小腿近端，将小腿近端向前后搓动，如小腿近端前移增大超过5 mm，为拉赫曼试验阳性，提示 ACL 损伤[1]（图 2-1-5）。

【轴移试验】

轴移试验检查方法一：患者取仰卧位，放松肌肉。医师用腋部夹住患肢小腿远端，一手从下方将患肢小腿近端向前托住；另一手稳定住患肢小腿远端，适当用力将患肢小腿伸直，然后将患者膝关节屈曲20°～30°。如此反复地做膝关节屈伸活动，感受是否存在外侧胫骨平台向前半脱位和复位。轴移试验阳性提示 ACL 损伤[2]（图 2-1-6）。

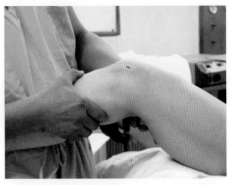

图 2-1-5 术前麻醉下进行拉赫曼试验
阳性提示 ACL 损伤

轴移试验检查方法二：医师将患者小腿内旋，另一手压住患者腓骨近端。在内旋外翻的作用力下，使患者膝关节由伸直逐渐被动屈曲，如果膝关节屈曲到20°～30°时外侧胫骨平台向前半脱位，进一步屈曲到40°～60°时外侧胫骨平台出现复位，则为轴移试验阳性。

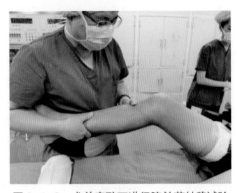

图 2-1-6 术前麻醉下进行膝关节轴移试验

轴移试验检查方法三：与轴移试验检查方法二相反。将患者小腿内旋、膝外翻，从屈曲40°～60°逐渐伸直，如果膝关节屈曲到20°～30°时外侧胫骨平台向前半脱位，伸直后复位，则轴移试验为阳性。该试验又称为 jerk 试验。但较多文献认为，小腿外旋时更容易发现轴移现象[3]。

> 轴移试验分级
>
> 0级：正常，屈膝过程中没有出现复位或者膝关节错动；Ⅰ级：屈膝过程中出现"滑动"复位；Ⅱ级："跳动"复位；Ⅲ级：屈膝过程中出现一过性交锁，然后复位，有时需要检查者手动复位。

三、后交叉韧带损伤检查方法

【后抽屉试验】

患者取仰卧位，髋关节屈曲45°，膝关节屈曲90°，双下肢靠拢，放松肌肉。医师用肘部或臀部稳定住患者踝部，双手握住患者胫骨近端向后推动（图 2-1-7），如出现胫骨后移增大超过 5 mm，为后抽屉试验阳性，提示 PCL 损伤。

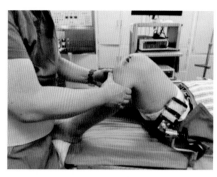
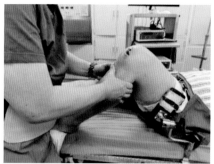

图 2-1-7　后抽屉试验

在进行后抽屉试验时，一定要先使膝关节屈曲 90°，然后使胫骨结节恢复到与健侧同样高度，再向后推动胫骨近端。否则，在做后抽屉试验时，缺乏经验的医师易将后抽屉试验与前抽屉试验混淆。

【胫骨后坠试验】

患者取仰卧位，髋关节屈曲 90°、膝关节屈曲 90°。医师右手托住患者双侧足跟，左手比较双侧胫骨结节是否等高。与健侧相比，胫骨结节下沉增大即为胫骨后坠试验（图 2-1-8）阳性，提示 PCL 损伤。同法在髋关节屈曲 45°、膝关节屈曲 90° 时观察是否存在胫骨后坠。该试验也称为胫骨下沉试验。

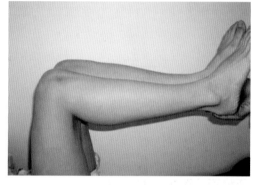

图 2-1-8　胫骨后坠试验
阳性提示 PCL 损伤

【小腿内旋及外旋试验】

1. **小腿外旋试验**　又称为拨号试验（dial test）。患者取仰卧位，双下肢髋关节屈曲 90°、膝关节屈曲 90°。医师站在患者足侧，双手托住患者足跟，使双足外旋至最大角度。与健侧相比，外旋角度增大即为阳性（图 2-1-9）。在此体位，正常可有 10° 内旋和 20° 外旋。

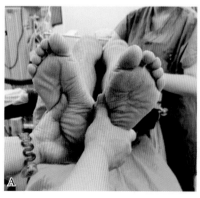
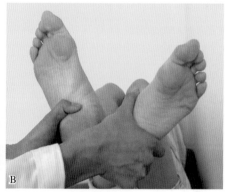

图 2-1-9　小腿外旋试验（B 图左侧阳性）

2. **小腿内旋试验**　患者取仰卧位，髋关节屈曲90°、膝关节屈曲90°。医师站在患者足侧，双手托住患者足跟，使双足外旋至最大角度。与健侧相比，内旋角度增大即为阳性（图2-1-10）。

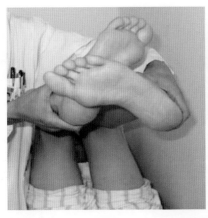
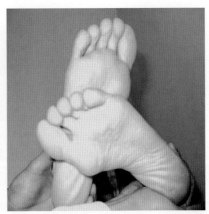

图2-1-10　小腿内旋试验（左侧阳性）

图中为方便拍照显示病变情况，实际检查时医师站于患者足侧

小腿外旋试验阳性提示膝关节后外侧角损伤[4]，小腿内旋试验阳性提示多韧带损伤。

四、髌股关节损伤检查方法

髌骨复发性脱位患者自觉关节打软腿，特别是在上、下楼和下坡时感觉关节无力，多韧带松弛症（图2-1-11）患者也特别容易发生髌骨脱位。体格检查多有膝外翻畸形（图2-1-12），膝关节屈曲位髌骨向外脱位（图2-1-13），影像学检查（图2-1-14）和关节镜检查均可以显示股骨滑车低平，髌骨向外脱位（图2-1-15）。

【膝关节恐惧试验】

医师双手握住患者髌骨，向外侧进行侧方挤压推动，或同时嘱患者做屈膝动作，或压住髌骨时嘱患者收缩股四头肌使大腿绷直，患者因疼痛而拒绝推动髌骨、屈膝时感到疼痛或在肌肉绷紧时感到疼痛，则为膝关节恐惧试验（图2-1-16）阳性，提示髌股关节损伤或髌骨支持带损伤。该体征又称为"恐惧征"。

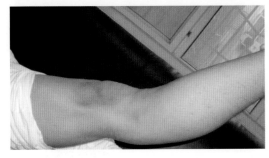

图2-1-11　膝关节过伸试验

阳性常提示多韧带松弛症

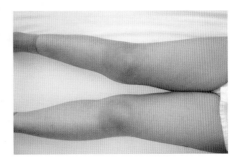

图2-1-12　膝关节外观检查

右膝外翻畸形

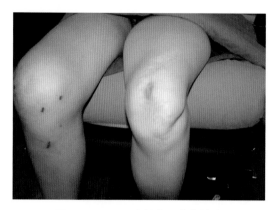

图 2-1-13　双膝关节屈曲位检查

左膝髌骨向外脱位

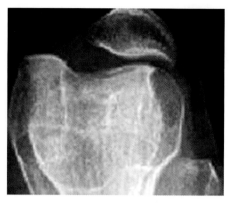

图 2-1-14　髌骨轴位 X 线检查

显示髌骨向外脱位

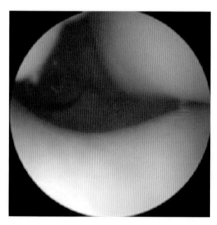

图 2-1-15　关节镜下检查

显示髌骨向外脱位

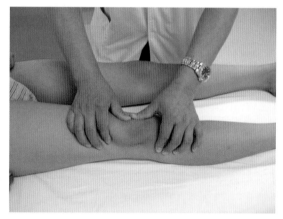

图 2-1-16　膝关节恐惧试验

医师双手握住髌骨向外侧进行侧方挤压推动，患者常因疼痛而拒绝推动髌骨

【浮髌试验】

由于膝关节不稳、滑膜炎、关节腔积液，可以出现浮髌试验阳性。患者取仰卧位，放松肢体。医师一手握住患者髌上囊，适度挤压；另一手拇指或示指向患者股骨方向按压患者髌骨，如医师感到患者髌骨碰撞股骨即为浮髌试验（图 2-1-17）阳性，提示关节腔积液。

【髌骨研磨试验】

由于髌股关节软骨磨损，软骨下骨裸露，患者出现打软腿症状。分别在髌骨的内侧和外侧面触压、研磨髌骨（图 2-1-18）或挤压髌骨令患者收缩股四头肌，患者出现疼痛或者拒绝检查为阳性，提示髌股关节软骨损伤。

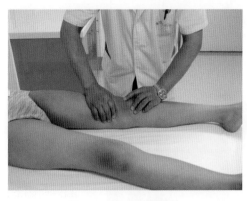
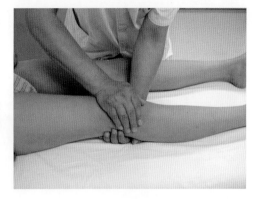

图 2-1-17　浮髌试验　　　　　　　　　图 2-1-18　髌骨研磨试验

参考文献

[1] ADLER G G, HOEKMAN R A, BEACH D M. Drop leg Lachman test, a new test of anterior knee laxity[J]. Am J Sports Med, 1995, 23(3): 320–323.

[2] ANDERSON A F, RENNIRT G W, STANDEFFER W C. Clinical analysis of the pivot shift tests: description of the pivot drawer test[J]. Am J Knee Surg, 2000, 13(1): 19–24.

[3] KATZ J W, FINGEROTH R J. The diagnostic accuracy of ruptures of the anterior cruciate ligament comparing the Lachman test, the anterior drawer sign, and the pivot shift test in acute and chronic knee injuries[J]. Am J Sports Med, 1986, 14(1): 88–91.

[4] LAPRADE R F, WENTORF F. Diagnosis and treatment of posterolateral knee injuries[J]. Clin Orthop Relat Res, 2002, 402: 110–121.

（黄长明　刘玉杰）

第二节　膝关节影像学检查

影像学检查对膝关节韧带损伤的诊断具有重要意义。常用的影像学检查方法有 X 线检查和磁共振成像（MRI），其中 X 线检查包括 X 线平片检查（如 CR、DR 检查）和计算机断层扫描（CT）。

一、X 线检查

X 线平片检查主要是检查骨质是否有异常，通过站立位观察膝关节力线和两侧关节间隙是否对称。通过侧方应力位和前后应力位，可了解膝关节有无前后和侧方不稳。CT 平扫及三维重建可通过冠状位、矢状位、轴位和三维重建影像，更详细地评估骨质病变。这二者对膝关节韧带和肌腱的损伤缺乏直接征象，但是可以通过间接征象证实其诊断。影像学检查可以互补诊断，有利于提高临床诊断率。常见的膝关节韧带损伤的 X 线检查包括如下内容。

【侧副韧带损伤】

膝关节侧方应力损伤特别容易造成侧副韧带损伤或腓骨头撕脱骨折，侧方应力位 X 线片可以显示患侧的关节间隙增宽（图 2-2-1）。

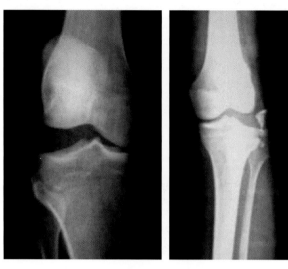

图 2-2-1　侧方应力位 X 线图像

显示外侧关节间隙增宽，另一侧显示腓骨头撕脱骨折

【胫骨髁间棘骨折】

膝关节损伤患者，X 线片显示胫骨髁间棘撕脱骨折（图 2-2-2），可以确认一定有前交叉韧带损伤。对于 X 线片显示不太明显的胫骨髁间棘骨折（图 2-2-3），通过 CT 或 MRI，可以清楚地显示胫骨髁间棘小的撕脱骨折伴 ACL 损伤（图 2-2-4）。

【Segond 骨折】

膝关节扭伤患者 X 线片和 CT 三维重建（图 2-2-4B）显示 Segond 骨折，间接提示

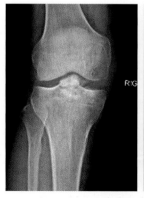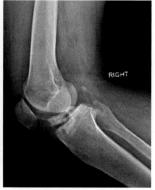

图 2-2-2　X 线片显示胫骨髁间棘撕脱骨折

提示 ACL 止点损伤

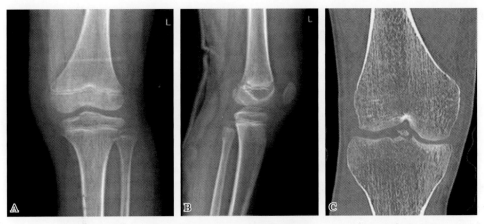

图 2-2-3　膝关节 X 线片（A、B）显示胫骨髁间棘疑似骨折，CT（C）显示胫骨髁间棘撕脱骨折

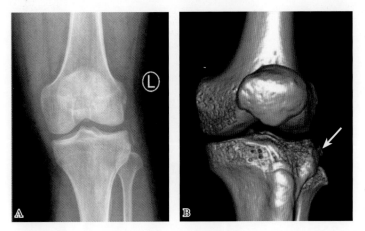

图 2-2-4　膝关节 X 线片（A）和 CT 三维重建（B）显示 Segond 骨折

ALL 损伤或伴有 ACL 损伤。

【后交叉韧带止点撕脱骨折】

在临床怀疑后交叉韧带损伤普通 X 线检查难以发现异常的情况下，可以通过拍摄应力侧位片（图 2-2-5），会发现胫骨发生后移，可以间接支持 PCL 损伤。通过 CT 检查发现胫骨 PCL 止点撕脱骨折（图 2-2-6），间接提示后交叉韧带损伤，结合 MRI 检查可以进一步明确诊断 PCL 损伤。

【膝关节脱位】

膝关节遭受强大的暴力可造成膝关节脱位。膝关节脱位容易并发腓总神经、腘血管和多发韧带损伤。膝关节脱位可分为前脱位、后脱位、内侧脱位、外侧脱位和旋转脱位。

1. **膝关节前脱位**　膝关节侧位 X 线片或 CT 三维重建（图 2-2-7）可显示股骨髁后缘与胫骨平台垂直交点超过平台后角 5 mm。

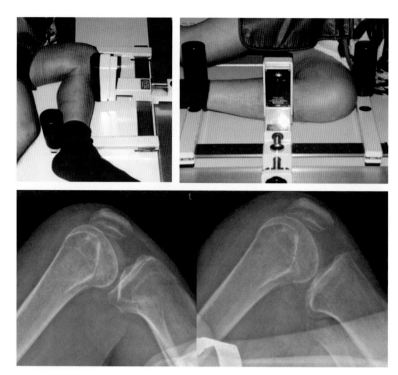

图 2-2-5　膝关节前后应力位 X 线检查

胫骨后移，提示 PCL 损伤

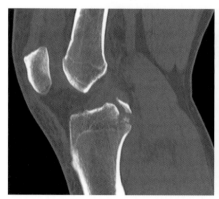

图 2-2-6　膝关节 CT 图像

显示胫骨后方止点撕脱骨折，提示 PCL 损伤

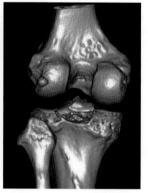
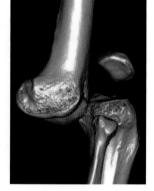

图 2-2-7　膝关节 CT
三维重建

膝关节前脱位

2. **膝关节后脱位**　表现为股骨髁后缘距胫骨平台后缘延长线超过 5 mm（图 2-2-8）。

3. **膝关节内侧脱位**　胫骨脱向股骨髁内侧（图 2-2-9）。

4. **膝关节外侧脱位**　胫骨脱向股骨髁外侧（图 2-2-10），常合并膝关节多发韧带损伤。

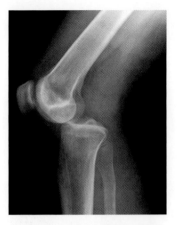 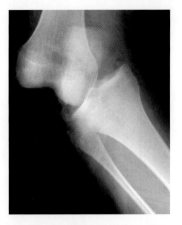

图 2-2-8　膝关节侧位 X 线片　　　　图 2-2-9　膝关节正位 X 线片

膝关节后脱位，胫骨在股骨髁后方　　　膝关节内侧脱位，胫骨在股骨髁内侧方

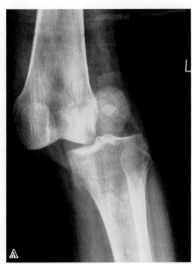 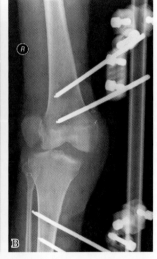

图 2-2-10　膝关节向外脱位

A. 膝关节正位 X 线片；B. 外固定架复位固定后膝关节正位 X 线片示胫骨移向股骨髁的外侧

【髌骨脱位】

　　根据髌骨脱位后髌骨的位置，分为髌骨外侧脱位、内侧脱位、上脱位、下脱位；又可分为髌骨完全脱位和半脱位。侧位 X 线片上可借助髌骨的位置，测量或评估髌骨移位的程度。髌骨向外侧脱位正位 X 线片显示髌骨移向股骨外侧髁（图 2-2-11），可以测量 Q 角来反映脱位情况。Q 角是指髂前上棘至髌骨中心连线的延长线与髌骨中心至胫骨结节连线的夹角。Q 角正常值男性为 8° ~ 10°、女性为 10° ~ 20°。外翻时 Q 角加大，内翻时 Q 角减小或为负值。

　　轴位 X 线片可见髌骨不在股骨髁间窝内，髌股关系异常（图 2-2-12）。CT 三维重建可更加清楚地显示髌骨移位（图 2-2-13）。髌骨向内侧脱位临床上罕见。

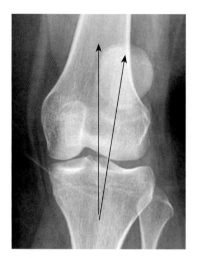

图 2-2-11　髌骨半脱位至
股骨外侧髁的外侧

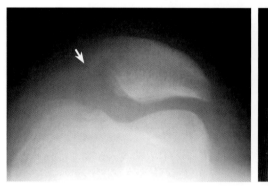 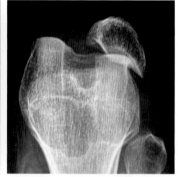

图 2-2-12　轴位 X 线片显示髌骨向外侧脱位或髌骨偏离股骨髁间滑车

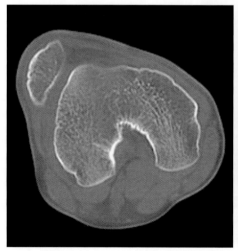 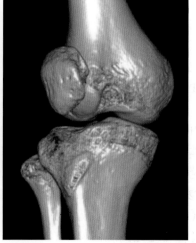

图 2-2-13　CT 和 CT 三维重建显示髌骨向股骨外侧髁的侧方脱位

髌骨向上脱位和低位髌骨：当髌韧带断裂后，股四头肌收缩致髌骨向上脱位（图 2-2-14）。如果股四头肌腱断裂后，髌腱长期挛缩，可以造成髌骨下移，发生低位髌骨（图 2-2-15）。

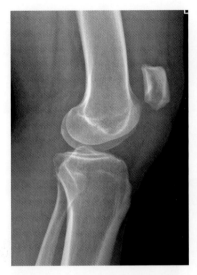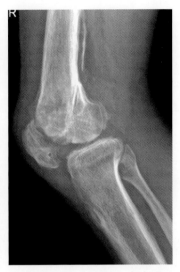

图 2-2-14　侧位 X 线片显示髌骨　　图 2-2-15　侧位 X 线片显示低
向上脱位，提示合并髌腱损伤　　　　位髌骨

二、磁共振成像

磁共振成像（MRI）是将人体置于强外磁场中，施加特定频率的射频脉冲，产生磁共振信号，产生一系列的物理现象。MRI 可以直接获得人体横断位、冠状位、矢状位和任意斜位的断层图像；可以显示膝关节软骨、半月板、韧带和肌腱损伤。MRI 补充了 CT 和 X 线片对软组织诊断的不足，可以观察骨关节周围的血管、肌肉、肌腱、韧带、软骨病变，堪称"活体解剖图"。

MR 信号分为 T1 和 T2 加权像图像，都是由黑到白不同灰度的灰阶图像，相当于从低信号到高信号。白色为高信号，黑色为低信号。正常组织中水与关节液在 T1WI 为低信号，在 T2WI 为高信号；肌肉在 T1WI 和 T2WI 中均为中等信号。骨皮质在 T1WI 和 T2WI 中均为低信号；骨髓在 T1WI 中为高信号，在 T2WI 中为中等信号。

T1 矢状位、T1 斜冠状位和 T2 压脂矢状位像都可以清楚地显示膝关节 ACL 的解剖结构（图 2-2-16）。T1 矢状位、T2 压脂矢状位像显示正常 PCL（图 2-2-17）。T2 压脂冠状位像可以显示正常板股后韧带（图 2-2-18）。

T2 压脂冠状位像可以良好地显示膝关节内侧韧带（图 2-2-19）、外侧韧带、腘肌腱（图 2-2-20）、后外侧复合体。T2 压脂轴位像显示髌股关节软骨与关节对合关系（图 2-2-21）。T2 压脂冠状位与矢状位像显示内侧及外侧半月板、软骨、关节间隙（图 2-2-22）。

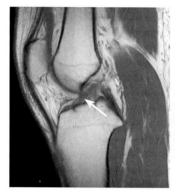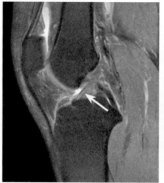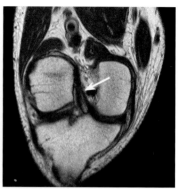

图 2-2-16　T1 矢状位、T2 压脂矢状位和 T1 斜冠状位像显示正常 ACL

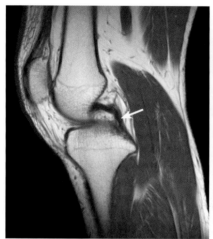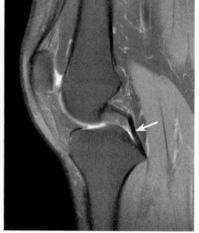

图 2-2-17　T1 矢状位、T2 压脂矢状位像显示正常 PCL

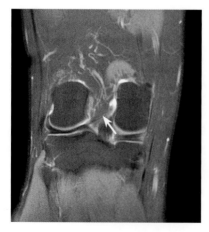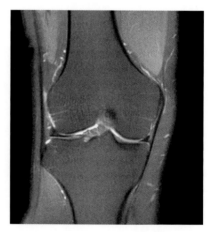

图 2-2-18　T2 压脂冠状位像　　　　图 2-2-19　T2 压脂冠状位像
　　　显示正常板股后韧带　　　　　　　显示膝关节内侧韧带

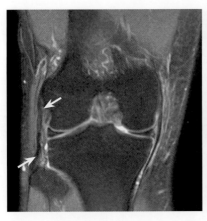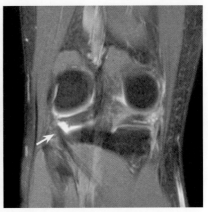

图 2-2-20　T2 压脂冠状位像显示膝关节外侧韧带和腘肌腱

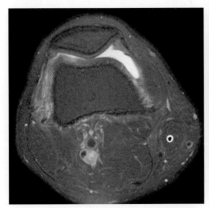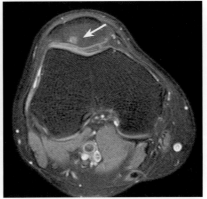

图 2-2-21　T2 压脂轴位像显示髌股关节和软骨退变

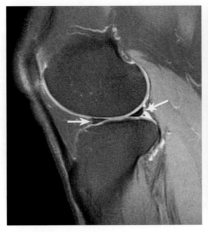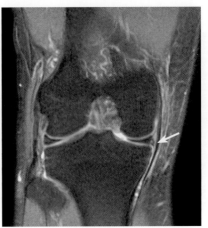

图 2-2-22　T2 压脂冠状位与矢状位像显示内侧及外侧半月板、软骨、
关节间隙（箭头所示为半月板）

【前交叉韧带损伤】

斜矢状位 MRI 是评估 ACL 的重要影像学证据，表现为信号异常（图 2-2-23），ACL 信号不连续或部分消失（图 2-2-24）。间接征象为股骨外侧髁沟槽征、对吻征（图 2-2-25）、Segond 骨折等（图 2-2-26）。

【后交叉韧带损伤】

PCL 在膝关节后间室与下肢呈纵轴状，膝关节 MRI 检查在矢状位显示 PCL 更清楚（图 2-2-27），可以显示不同程度和部位的 PCL 损伤（图 2-2-28）。当 PCL 信号异常、不连续或部分消失时，提示 PCL 损伤。

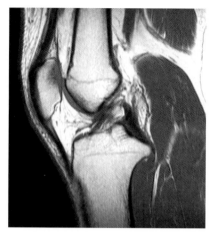

图 2-2-23　MRI 显示 ACL 股骨止点信号部分异常

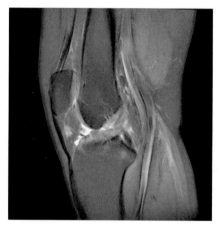

图 2-2-24　MRI 显示 ACL 信号异常

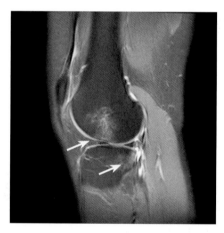

图 2-2-25　对吻征为 ACL 损伤的间接征象

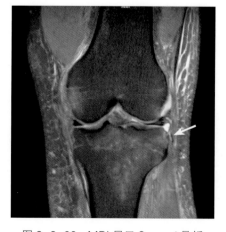

图 2-2-26　MRI 显示 Segond 骨折

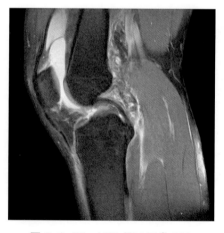

图 2-2-27　MRI 显示正常 PCL

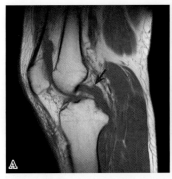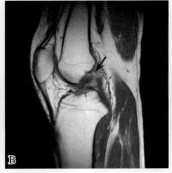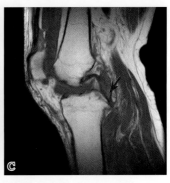

图 2-2-28　不同部位的 PCL 损伤 MRI 像
A.体部损伤；B.股骨止点损伤；C.胫骨止点损伤

【内侧副韧带损伤】

内侧副韧带（MCL）通常由 3 层组成[1]。MCL 撕裂分为三度：Ⅰ度为扭伤或拉伤，韧带伸长，冠状面显示 MCL 水肿（图 2-2-29）；Ⅱ度为部分撕裂伤，冠状面显示 MCL 水肿和不连续（图 2-2-30）；Ⅲ度为冠状面近端几乎完全撕裂（图 2-2-31）。MCL 损伤还可根据损伤部位分为股骨端 MCL 撕脱（图 2-2-32）、胫骨端 MCL 撕脱（图 2-2-33）、体部损伤（图 2-2-34）。

【髌内侧支持带损伤】

髌内侧支持带损伤一般发生于髌骨半脱位或完全脱位。该损伤在 MRI 轴位像评估最直观，主要表现为髌内侧支持带在髌骨止点（图 2-2-35）、股骨止点（图 2-2-36）以及韧带体部（图 2-2-37）呈现

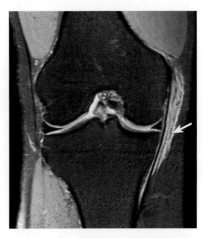

图 2-2-29　Ⅰ度 MCL 撕裂 MRI 像
冠状面显示 MCL 水肿

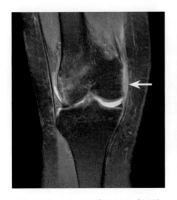

图 2-2-30　Ⅱ度 MCL 撕裂
MRI 像
冠状面显示 MCL 水肿和不连续

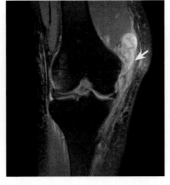

图 2-2-31　Ⅲ度 MCL 撕裂
MRI 像
冠状面近端完全撕裂

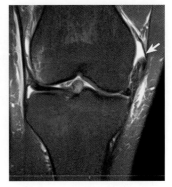

图 2-2-32　冠状面 MRI 像
显示近端股骨髁上近端 MCL 撕脱

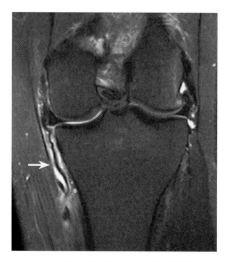 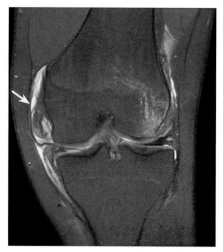

图 2-2-33　冠状面 MRI 显示胫骨端　　　　图 2-2-34　冠状面 MRI 显示
MCL 撕脱，移位于鹅足肌腱外　　　　　　　　MCL 撕裂进入关节

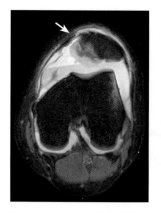 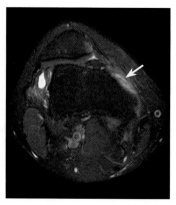 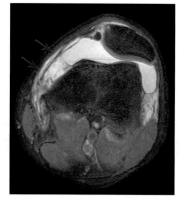

图 2-2-35　MRI 轴位像显示　　图 2-2-36　MRI 轴位像显示　　图 2-2-37　MRI 轴位像显示
髌内侧支持带髌骨止点损伤　　髌内侧支持带股骨止点损伤　　髌内侧支持带体部损伤

混杂信号影或连续性中断，提示韧带出现不同程度的损伤或撕裂。

【膝关节多发韧带损伤】

膝关节多发韧带损伤，即膝关节发生两组以上主要韧带的损伤，常见的有膝关节后外侧角（PLC）、前后交叉韧带损伤、胫骨髁间棘撕脱骨折（图 2-2-38）或膝关节其他韧带损伤合并髌腱（图 2-2-39）、股四头肌腱损伤等。

关节后外侧角（PLC）包括外侧副韧带（FCL）、腘肌腱和腘腓韧带（PFL）损伤[2, 3]。膝关节 MRI 显示 PFL、股二头肌、腘肌腱和 FCL 撕裂（图 2-2-40）。冠状位 T2 加权像显示股二头肌、外侧副韧带（FCL）撕脱（图 2-2-41）。

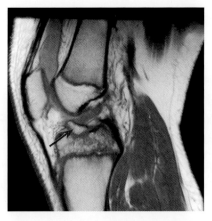

图 2-2-38　膝关节 MRI 显示胫骨髁间棘撕脱骨折合并 ACL 损伤

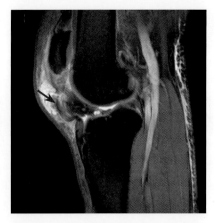

图 2-2-39　膝关节 MRI 显示髌腱损伤

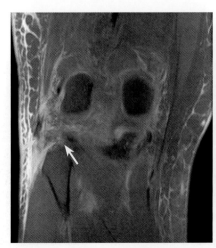

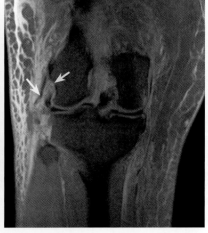

图 2-2-40　膝关节 MRI 显示腘腓韧带（PFL）撕裂和股二头肌撕脱，腘肌腱和外侧副韧带（FCL）撕裂

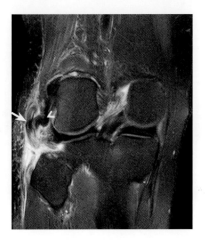

图 2-2-41　膝关节 MRI 冠状位 T2 加权像
显示股二头肌、外侧副韧带（FCL）撕脱

参考文献

[1] DE MAESENEER M, VAN ROY F, LENCHIK L, et al. Three layers of the medial capsular and supporting structures of the knee: MR imaging–anatomic correlation[J]. Radiographics, 2000, 20: S83–S89.

[2] LAPRADE R F, WENTORF F A, FRITTS H, et al. A prospective magnetic resonance imaging study of the incidence of posterolateral and multiple ligament injuries in acute knee injuries presenting with a hemarthrosis[J]. Arthroscopy, 2007, 23(12): 1341–1347.

[3] GEESLIN A G, LAPRADE R F. Location of bone bruises and other osseous injuries associated with acute grade Ⅲ isolated and combined posterolateral knee injuries[J]. Am J Sports Med, 2010, 38(12): 2502–2508.

（黄长明　傅仰攀　李春宝　刘玉杰）

第三节　膝关节镜手术体位

膝关节镜手术体位应根据方便手术操作和术者手术时的习惯进行摆放。常规采用的体位有仰卧水平位、仰卧屈膝下垂位、单膝下垂截石位和侧俯卧位。

一、仰卧水平位

该体位比较常用，主要适用于膝关节半月板损伤、软骨损伤，在前、后交叉韧带重建时采用。为保持好术中体位，头枕部使用枕圈，使用上肢支臂板和约束带固定上肢。健侧膝关节伸直位，为避免腘窝和足跟部受压，可采用足垫保护。大腿上段使用侧方顶压固定架。为了保持患膝手术时固定在某个合适的角度，采用足蹬支架维持体位（图 2-3-1）。

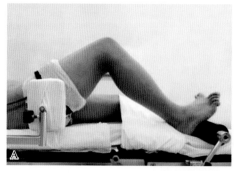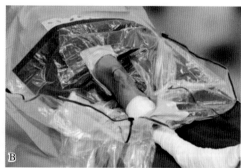

图 2-3-1　仰卧水平位
A. 患肢放置于屈膝位；B. 患肢放置于伸直位

二、仰卧屈膝下垂位

该体位适用于膝关节镜清理术、半月板手术和交叉韧带重建术等。腘窝区用膝关节体位枕垫起（图 2-3-2），尽量保持膝关节屈曲位，同时避免腘窝压伤。由于下肢下垂后离地面较近，要特别注意无菌操作，防止术野污染。

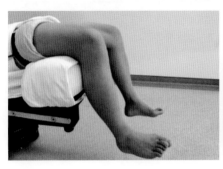
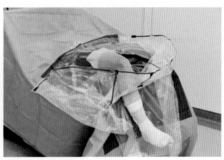

图 2-3-2 仰卧屈膝下垂位

腘窝区垫膝关节体位枕

三、单膝下垂截石位

采用单膝下垂截石位（图 2-3-3）时，患者取仰卧位，大腿根部扎气囊止血带，外围使用 U 形外固定支架将大腿固定，以便术中膝关节做内、外翻动作，便于加大膝关节间隙。因下肢离地面较近，手术时需将手术床摇高，防止污染。该体位早期应用比较多，近年来已经很少使用。

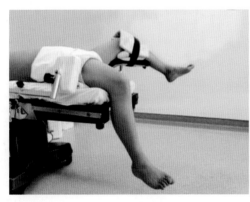
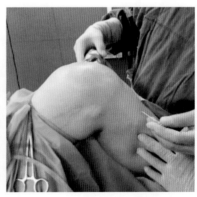

图 2-3-3 单膝下垂截石位

四、侧俯卧位

侧俯卧位（图 2-3-4）多用于腘窝开放手术，特别是后交叉韧带 Inlay 手术时，采用侧俯卧位加俯卧位。

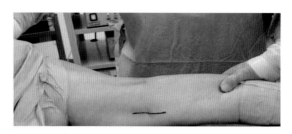

图 2-3-4　侧俯卧位

多用于腘窝开放手术，便于显露解剖结构

（黄长明　朱娟丽）

（刘玉杰 审校）

第三章 膝关节韧带损伤修复重建肌腱移植材料

膝关节韧带重建移植材料分为自体、异体和人工韧带三类。

自体移植材料以腘绳肌腱、骨－髌腱－骨（B–P–B）、股四头肌腱、腓骨长肌腱等最为常见。骨－髌腱－骨和带骨块的股四头肌腱在生物愈合方面有显著的优势，移植物固定后骨块与受区骨道可直接愈合，同时抗拉强度大，无雨刷蹦极效应、无骨道扩大，因此骨－髌腱－骨一直是膝关节交叉韧带重建移植物选择的"金标准"材料，适用于对运动要求高、多发韧带损伤或翻修手术患者。自体腘绳肌腱取材方便、创伤小、固定方法灵活，是目前临床应用最多的移植物。腓骨长肌腱与腘绳肌腱生物力学性能、固定方法及手术效果相近，可作为 ACL 重建备选或替代材料。

常用的同种异体肌腱移植材料包括骨－髌腱－骨、带骨块的股四头肌腱和跟腱、胫前肌腱、腓骨长肌腱等。此类移植材料的优点是无供区损伤及取材部位并发症，适用于多发韧带损伤、韧带重建翻修手术自体肌腱移植材料不足等患者，但存在疾病感染、免疫排斥反应、愈合缓慢、容易松弛、费用较高等不足。

目前以 LARS 韧带为代表的人工韧带在国内外临床中应用越来越普遍，其优点是避免了取自体肌腱的手术损伤，无免疫排斥反应和疾病感染的风险，术后早期可恢复运动，但也存在缺乏本体感觉、两端骨道难以愈合、晚期易发生韧带疲劳性断裂等问题。目前其主要作为自体移植材料的备选或替代材料。

总之，每种移植材料均有各自的优点、缺点，手术时需根据具体情况和需求合理选择。

第一节 腘绳肌腱

【概述】

腘绳肌腱是临床上应用最多、最广泛及最成熟的肌腱移植材料。优点是手术创伤小、容易获取、对伸膝结构无明显影响、组织愈合快和不影响术后早期康复训练。自体肌腱与同种异体肌腱相比无免疫原性和排斥反应，无疾病感染的风险。

有研究表明，腘绳肌腱可再生并出现再血管化及胶原重建，自体肌腱本体感觉恢复得会更早[1]。在生物力学上，移植物断裂最大载荷远远超过天然的 ACL，符合韧带重建的要求[2]。在组织结构上，四股腘绳肌腱接近原始 ACL，弹性优于自体骨－髌腱－骨（B–P–B）。

但是自体腘绳肌腱也有一些不可避免的缺陷，取腱区缺损容易导致后内侧肌群力量下降及后内侧结构不稳；容易损伤隐神经，发生膝前感觉障碍，也会影响术后效果；自体腘绳肌腱的取材量有限，多韧带损伤修复重建需要取其他部位肌腱[3]。

【腘绳肌腱的获取】

术前常规标记出胫骨结节及手术入路（图3-1-1）。取材前，先用手在鹅足周围上下触及滑动的肌腱，初步确定肌腱的位置。随后自胫骨结节内侧 1.5 cm 开始，顺肌腱走行做长 2 ~ 3 cm 的纵切口。钝性分离筋膜显露鹅足，注意勿损伤隐神经的缝匠肌支和隐静脉。确定股薄肌腱、半腱肌腱和缝匠肌腱，半腱肌腱位于鹅足后内侧的最低处，缝匠肌腱位于鹅足的近端，股薄肌腱位于缝匠肌腱和半腱肌腱的中间（图3-1-2）。沿缝匠肌腱边缘剪开筋膜，进入鹅足间隙，可见股薄肌腱和半腱肌腱。取直角钳由下至上、由内向外小心地钩出肌腱（图3-1-3），用布带或缝线穿过肌腱，反复牵拉观察肌腱的移动度，如肌腱移动度好，即确认肌腱组织。如牵拉无移动，可能是缝匠肌或半膜肌。

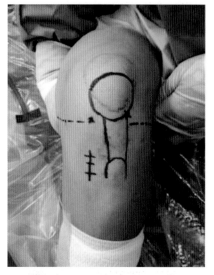

图 3-1-1　术前标记

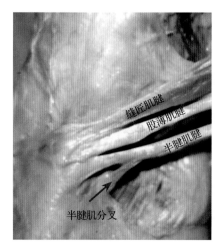

图 3-1-2　局部解剖示意图

股薄肌腱位于缝匠肌腱和半腱肌腱中间。取腱时注意仔细分离半腱肌分叉，避免肌腱被取腱器分离或切断

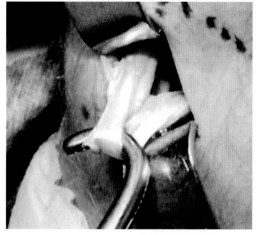

图 3-1-3　显露肌腱

以直角钳钩出肌腱，待取

膝关节屈曲 90°，拉紧肌腱并剪断肌腱周围所有影响取腱的筋膜和呈羽状的分支。半腱肌腱在腱腹交接处有 1 ~ 2 个分支，切取时应将其切断，避免取腱时肌腱被取腱器分离或切断（图3-1-2）。

将肌腱套入开口或闭口的取腱器内，拉紧肌腱，沿肌腱的走行方向平行推进肌腱剥离器，将半腱肌腱、股薄肌腱取出（图 3-1-4）。也可根据习惯不同切断肌腱止点，直接用闭口取腱器取腱（图 3-1-5）。取腱后，连同肌腱止点扩张部的骨膜组织一起取出，有助于增加移植肌腱的长度。取出的肌腱（图 3-1-6）交助手进行编织缝合和预张处理。

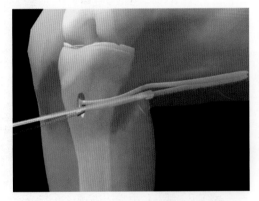

图 3-1-4 取腱示意图（一）

用开口取腱器顺肌腱走行缓慢推进，剥离肌腱

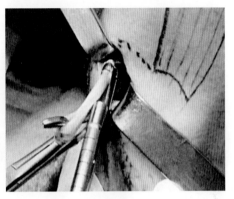

图 3-1-5 取腱示意图（二）

临时钩住肌腱，取腱器缓慢推进，取出肌腱

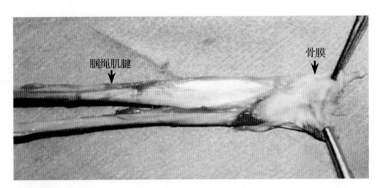

图 3-1-6 取出的肌腱

将鹅足肌腱止点扩张部骨膜一起取下，增加肌腱的长度

【移植物的制备】

刮除肌腱上残留的肌肉组织，测量两股肌腱的长度（图 3-1-7）。用 2-0 不可吸收缝线编织缝合两端并行肌腱预张（图 3-1-8）。根据肌腱的长度、手术方式和固定材料不同编织肌腱。一般多股肌腱移植物对折成 4 ~ 6 折（图 3-1-9），肌腱的直径为 7 ~ 8 mm（图 3-1-10），移植肌腱的长度为 8 ~ 9 cm（图 3-1-11）。

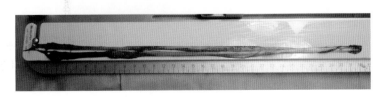

图 3-1-7 肌腱处理

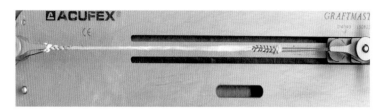

图 3-1-8　预张肌腱

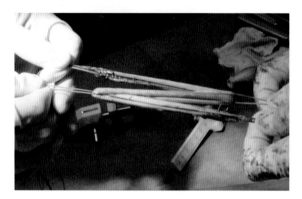

图 3-1-9　编织肌腱

将腘绳肌腱对折成 4 ~ 6 折以增加肌腱的直径

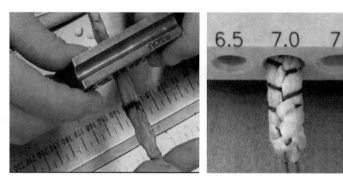

图 3-1-10　测量直径

测量腘绳肌腱移植物编织缝合后的直径

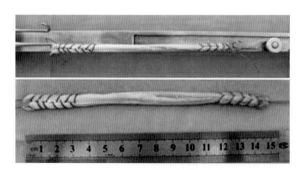

图 3-1-11　测量长度

编织后测量肌腱的长度，确保足够

如4股肌腱直径过细，可将肌腱2次对折成6股，此时肌腱长度可能过短，可选取股骨端带袢钢板固定（图3-1-12）。采用骨栓肌腱结嵌入固定法进行交叉韧带重建，可将编织缝合好的肌腱从中间打结，必要时可取骨包埋在肌腱结内，便于嵌压固定（图3-1-13）。

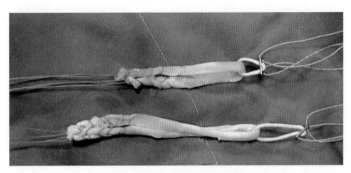

图 3-1-12 编织调整

可通过股骨端采用带袢钢板固定，增加肌腱长度

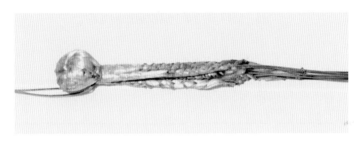

图 3-1-13 骨栓肌腱结嵌入固定法：编织好的肌腱结韧带

多股肌腱必须在等张力下编织缝合，否则会影响肌腱的抗拉强度。笔者自主研发的双轨式多股肌腱等张编织工作平台（图3-1-14）解决了这一问题。

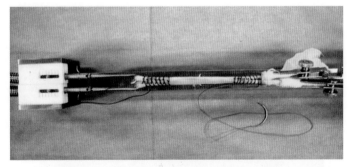

图 3-1-14 肌腱预张：双轨式多股肌腱等张编织工作平台，确保等张肌腱

该平台为双轨道设计，可同时对2条（4股）肌腱同时实行相同张力条件下的编织缝合，从而保证了编织后的肌腱移植物获得等张的生物力学性能。

【重要提示】

取腱前，应确保已剪断肌腱周围所有影响取腱的筋膜和呈羽状的分支。

（李春宝）

（刘玉杰 审校）

参考文献

[1] TERAUCHI R, ARAI Y, HARA K, et al. Magnetic resonance angiography evaluation of the bone tunnel and graft following ACL reconstruction with a hamstring tendon autograft [J]. Knee Surg Sports Traumatol Arthrosc, 2016, 24(1): 169–175.

[2] LI G, PAPANNAGARI R, DEFRATE L E, et al. Comparison of the ACL and ACL graft forces before and after ACL reconstruction: an in-vitro robotic investigation [J]. Acta Orthopaedica, 2006, 77(2): 267–274.

[3] 蒋钦, 陈志伟. 关节镜下自体腘绳肌肌腱重建前交叉韧带术后并发症研究进展 [J]. 国际骨科学杂志, 2018, 39(6): 349–352.

第二节 骨 – 髌腱 – 骨

【概述】

采用自体骨 – 髌腱 – 骨（B-P-B）移植物，由于移植物固定后，完全以直接止点的形式与骨道愈合，抗拉强度大，无骨道扩大，无雨刷蹦极效应，曾被誉为 ACL 重建移植物选择的"金标准"材料[1]。

应用自体 B-P-B 重建交叉韧带有如下风险或并发症：螺钉固定骨块移植物发生劈裂骨折（图 3-2-1）、取骨时髌骨骨折的风险、髌前触发性疼痛和跪行痛[2]。髌股关节炎、髌腱炎、髌前疼痛和少年患者不宜选用。据文献报道，应用自体 B-P-B 移植物重建交叉韧带损伤，美国 2000 年占 86.9%，2004 年降为 21.2%。但是，对于多发韧带损伤和翻修手术，B-P-B 仍然具有一定的优势，也是目前国际上 ACL 重建常用的移植物之一。

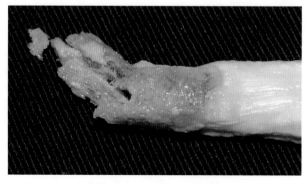

图 3-2-1 自体骨 – 髌腱 – 骨移植物并发症

螺钉固定骨块发生劈裂骨折

【骨 - 髌腱 - 骨移植物切取】

取自体 B-P-B 的手术入路有 4 种：髌腱内侧入路、髌腱外侧入路、改良的 Clancy 入路和髌骨下极与胫骨结节两端联合入路，其中髌腱内侧入路最为常用。

髌腱内侧入路：在髌腱内缘做长 3 ~ 4 cm 的纵切口（图 3-2-2）。分离皮下组织和髌腱周围组织，通过小切口移动窗技术，显露髌骨下极至胫骨结节髌腱组织（图 3-2-3）。操作范围应严格控制在髌腱的中线部分，避免广泛分离髌腱周围及边缘，以免破坏髌腱血供。注意：髌下有一神经分支横穿髌腱中部，应予以保护，避免术后因髌外侧神经分支损伤发生感觉障碍。

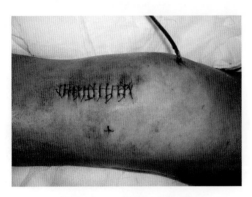

图 3-2-2　髌腱内侧入路

取自体 B-P-B 的髌腱切口

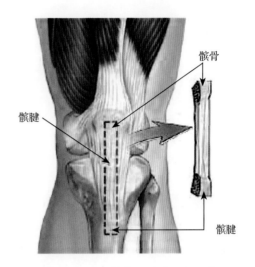

图 3-2-3　自体骨 - 髌腱 - 骨示意图

切取髌骨侧骨块：测量髌腱的宽度，沿髌腱的中 1/3 纤维做 8 ~ 11 mm 的标记线（图 3-2-4）。经髌腱全层做两个平行切口，将髌腱分离开来。用手持电锯并配薄而宽的锯片，用记号笔在锯片前端 5 mm 处做好标记，以限制锯的深度。锯片与髌骨骨块的内侧、外侧各呈 45°（图 3-2-5），用宽 10 mm 的窄骨刀从远端小心地游离并撬起骨块。

切取胫骨侧骨块：方法同髌骨侧。随后游离两端骨块，并完整取下移植物。胫骨侧骨块长 2 ~ 3 cm，宽 9 ~ 10 mm，厚 5 mm，呈梯形（图 3-2-6）。

髌腱缺损处可用 2-0 不可吸收线进行缝合。胫骨结节和髌骨取骨后骨缺损处可用钻取骨道时的松质骨填充。

【骨 - 髌腱 - 骨移植物制备】

移植物腱与骨结合处用无菌记号笔标记（图 3-2-6），当骨块进入股骨骨道时便于判断深度。骨块与隧道的直径要相匹配，通常骨块直径比骨道直径细 1 mm，骨块修整好之后，能轻松地通过直径测量器（图 3-2-7）。因重建时通常将胫骨侧骨块逆行经胫骨骨道拉入股骨侧隧道，一般先完成胫骨侧骨块的修整部分。将末端修整成"子弹头"样，避免移植物穿过骨道时受阻（图 3-2-8）。在胫骨和髌骨侧骨块分别钻取前后 2 个孔，各穿入 1 根高强度缝线备牵入骨道时用（图 3-2-8）。骨块修整时要尽

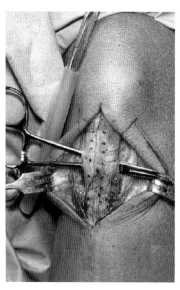

图 3-2-4　切取髌骨侧骨块（一）

取髌腱中 1/3，沿着纤维方向做好标记

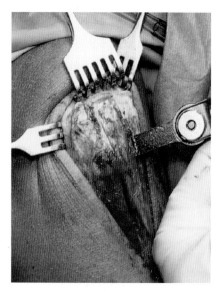

图 3-2-5　切取髌骨侧骨块（二）

用电锯截取髌骨端骨块

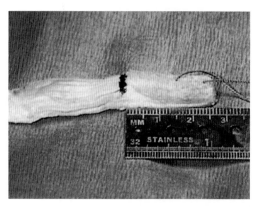

图 3-2-6　切取胫骨侧骨块并标记

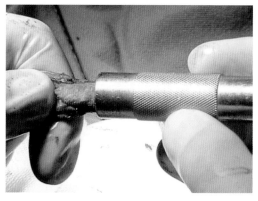

图 3-2-7　测量直径

使用直径测量器测量 B-P-B 骨块肌腱材料的直径

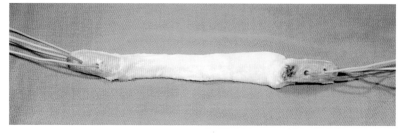

图 3-2-8　修整编织骨块

将移植物修整成"子弹头"样，在骨块分别钻取前后 2 个孔，穿入 5 号缝线备用

量保留骨组织，避免松质骨面修整过度，或骨量丢失造成牵引时骨块断裂（图 3-2-8），同时注意保留髌腱的皮质骨止点，以免影响固定强度。

【重要提示】

1. 截骨时一定要注意保护髌腱止点，避免造成侧壁的塌陷或骨折。

2. 截骨不可过深，以防髌骨骨折。

（李春宝）

参考文献

[1] WIDUCHOWSKI W, WIDUCHOWSKA M, KOCZY B, et al. Femoral press-fit fixation in ACL reconstruction using bone-patellar tendon-bone autograft: results at 15 years follow-up[J]. BMC Musculoskeletal Disorders, 2012, 13(1): 115.

[2] BUSAM M L, PROVENCHER M T, BACH B R. Complications of anterior cruciate ligament reconstruction with bone-patellar tendon-bone constructs: care and prevention[J]. Am J Sports Med, 2008, 36(2): 379-394.

第三节　股四头肌腱

【概述】

股四头肌腱（BQT）作为交叉韧带重建移植材料应用已久。解剖学研究表明，中国人股直肌腱近端宽度约为 1.28 cm，远端宽度约为 3.2 cm，长度约为 6.96 cm[1]，髌骨上极的骨性厚度约为 2.22 cm，可在切取韧带时连带截取厚度约为 1.0 cm 的骨块（图 3-3-1）。股四头肌腱可按需获取足够的肌腱移植物，不会明显减弱供区肌腱的强

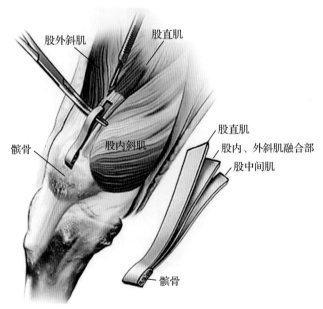

图 3-3-1　股四头肌腱移植物获取示意图

切取韧带时连带截取厚度约为 1.0 cm 的骨块

度[2]。BQT移植物可以带部分髌骨块，特别适合交叉韧带重建术后隧道扩大需要翻修的患者一期消灭骨道，移植物骨块与骨道形成牢固的骨性愈合。研究表明，自体BQT移植重建ACL与自体腘绳肌腱相比，弹性模量低、牵拉应变小、抗疲劳能力强、更接近膝关节交叉韧带[3]。BQT交叉韧带重建后不易出现韧带松弛，不影响膝关节的稳定性，是一种安全、可靠、理想的交叉韧带重建移植材料。

【股四头肌腱移植物切取】

术前沿髌骨上极的中线向近端标记皮肤切口5~6 cm（图3-3-2）。膝关节屈曲110°，使皮肤和股四头肌绷紧，容易显露肌腱近侧端（图3-3-3）。分离股四头肌腱与股内斜肌和股外斜肌的移行部分，显露股四头肌腱的近侧部分，顺肌腱纤维走行切开股四头肌腱的三层结构。仔细分离肌腱在髌骨上极的止点，肌腱移植物的宽度为8~10 mm，长度为60~70 mm（图3-3-4）。如果切取移植物需要带髌骨块时，在

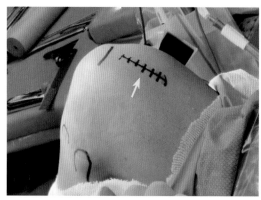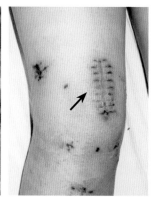

图3-3-2　手术切口

手术皮肤切口自髌骨上极沿中线向近端延伸5~6 cm

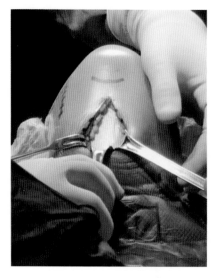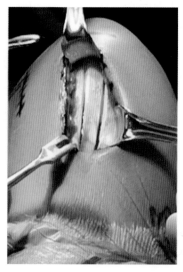

图3-3-3　显露肌腱　　　　图3-3-4　切取肌腱移植物（一）

顺肌腱显露移植物，切取适当的宽度和长度

股四头肌腱止点前方的皮质用电锯锯长 20 ~ 25 mm、宽 9 ~ 10 mm 的骨块（图 3-3-5）。为避免影响股直肌肌腹与肌腱移行部的强度，切取移植物时限制在移行部以远 15 mm 处并保护好髌前支持带。取完移植物后，髌骨缺损处可植入碎骨屑，缝合股四头肌腱及前方的软组织和皮肤切口（图 3-3-6）。

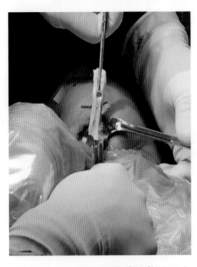

图 3-3-5　切取肌腱移植物（二）

切取股四头肌腱及髌骨骨块

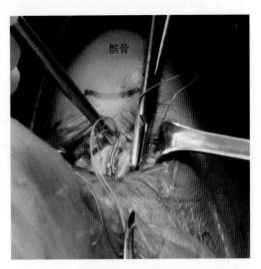

图 3-3-6　关闭切口

使用 2 号爱惜邦缝线间断缝合股四头肌腱供区切口

【股四头肌腱移植物制备】

股四头肌腱移植物取完后，根据交叉韧带重建移植物受区的需求，将骨块和肌腱移植物进行修整和编织缝合（图 3-3-7）。使骨块和肌腱移植物与骨道完全匹配，能顺利通过空心直径测量器。根据固定方法的选择做进一步处理。使用生理盐水湿纱布包裹移植物备用。

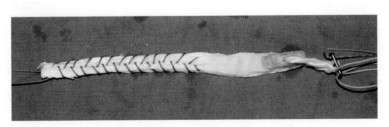

图 3-3-7　编织肌腱

将带骨块的股四头肌腱编织完毕后，修整备用

如果单纯切取股四头肌腱作为移植物（图 3-3-8），无须切取髌骨骨块，肌腱两端用 2 号爱惜邦缝线（Ethicon，Somerville，NJ）间断编织缝合即可（图 3-3-9）。

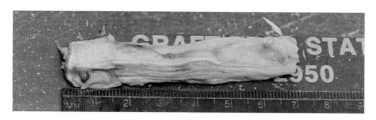

图 3-3-8　股四头肌腱移植物

单纯切取股四头肌腱作为肌腱移植物

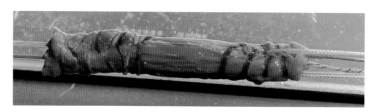

图 3-3-9　编织缝合的肌腱

可见股四头肌腱编织缝合牢固

【重要提示】

1. 切取移植物时，限制在移行部以远 15 mm 处并保护好髌前支持带。

2. 取腱后髌骨缺损处可植入碎骨屑，缝合股四头肌腱及前方的软组织和皮肤切口。

（李春宝）

（刘玉杰　审校）

参考文献

[1] 张新潮，朱行飞，戴正寿，等 . 股四头肌腱的临床应用解剖 [J]. 中国临床解剖学志，2011, 29(2): 165-167.

[2] HUNNICUTT J L, GREGORY C M, MCLEOD M M, et al. Quadriceps recovery after anterior cruciate ligament reconstruction with quadriceps tendon versus patellar tendon autografts [J]. Orthop J Sports Med, 2019, 7(4): 2325967119839786.

[3] LEE J K, LEE S, LEE M C. Outcomes of anatomic anterior cruciate ligament reconstruction: bone-quadriceps tendon graft versus double-bundle hamstring tendon graft [J]. Am J Sport Med, 2016, 44(9): 2323-2329.

第四节　腓骨长肌腱

【概述】

腓骨长肌腱（PLT）起自小腿中上 1/3 腱腹交界处，在小腿中下 1/3 处移行为腱性组织（图 3-4-1）。腓骨长肌位置表浅，显露或切取比较方便，具有足够的长度和强度。

研究显示，腓骨长肌腱平均长度为 22 ~ 28 cm，平均横截面积为 22.4 ~ 37 mm²，单股强度为 1724 ~ 1950 N，双股为 2483 N，刚度为 156.9 ~ 244 N/mm。

Angthong 等[1]采用离体标本生物力学测试，发现用 PLT 重建前交叉韧带，对足踝术前和术后生物力学没有明显差异，提示 PLT 是一种合适的 ACL 重建替代移植材料。Rhatomy 等[2]研究表明，使用自体腓骨长肌腱重建前交叉韧带，能够获得与腘绳肌腱相当的疗效。综上所述，解剖学、生物力学和临床研究表明，取腓骨长肌腱对供腱区不会造成严重影响，腓骨长肌腱可作为 ACL 重建的备选或替代材料。

【取材方法】

1. **外踝取腱法**　在外踝后方标记取腱手术入路（图 3-4-2），于外踝尖向上 2.0 cm 沿腓骨后缘做一长约 2.0 cm 的纵切口。逐层切开软组织，显露并分离 PLT（图 3-4-3）。牵拉肌腱确认 PLT 后，用不可吸收缝线将腓骨长肌腱与腓骨短肌腱缝合，以便腓骨短肌腱部分代偿 PLT 的功能。距缝合近端 0.5 cm 处切断腓骨长肌腱。

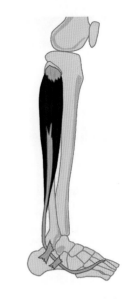

图 3-4-1　小腿局部解剖外观：小腿腓骨长肌腱

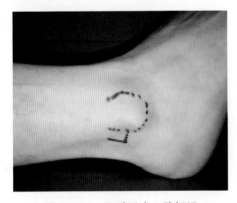

图 3-4-2　取腱手术入路标记

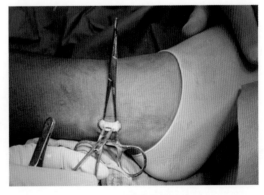

图 3-4-3　探查并分离 PLT

用闭口取腱器沿 PLT 走行向近端推进至小腿中段取出肌腱（图 3-4-4），刮除肌腱上残留的肌肉，用 2 号不可吸收缝线编织肌腱两端，进行肌腱预张，用生理盐水纱布湿敷备用（图 3-4-5）。

采用 PLT 直径的 1/2 作为肌腱移植物，因保留了部分 PLT，对踝关节的影响最小。手术入路与外踝取腱法一致。主要是将肌腱直径的 1/2 分离开来，切断取腱部分，用闭口取腱器取出。为避免肌腱取断，术中使踝关节呈内翻内旋位，使 PLT 处于紧张状态下取腱。

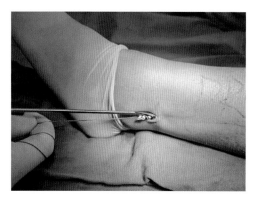

图 3-4-4　利用闭口取腱器取出肌腱

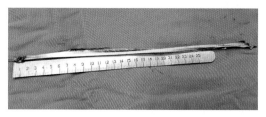

图 3-4-5　肌腱准备

测量肌腱并刮除肌腱上的肌肉备用

2. **止点取腱法**　外踝处切口同外踝取腱法，显露并分离腓骨长肌。在第五跖骨基底部近端 1.0 cm 处做一斜行长约 3.0 cm 的切口，显露并保护腓肠神经。分离出腓骨长肌腱（图 3-4-6），用不可吸收缝线将其与腓骨短肌腱缝合。距缝合近端 0.5 cm 处切断腓骨长肌腱，从外踝切口处抽出肌腱，用闭口取腱器取腱，常规编织缝合备用。

【重要提示】

取腱前，应在取腱处以远 0.5 cm 处缝合腓骨长肌腱与腓骨短肌腱，以便腓骨短肌腱部分代偿 PLT 的功能。

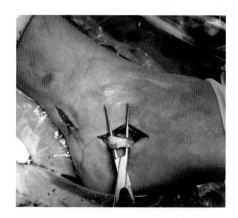

图 3-4-6　止点取腱法

（李春宝）

（刘玉杰　审校）

参考文献

[1] ANGTHONG C, CHERNCHUJIT B, APIVATGAROON A, et al.The anterior cruciate ligament reconstruction with the peroneus longus tendon: a biomechanical and clinical evaluation of the donor ankle morbidity [J]. J Med Assoc Thai, 2015, 98(6): 555-560.

[2] RHATOMY S, HARTOKO L, SETYAWAN R, et al. Single bundle ACL reconstruction with peroneus longus tendon graft: 2-years follow-up [J]. J Clin Orthop Trauma, 2020, 11(Suppl 3): S332-S336.

第五节　同种异体肌腱

1983 年 Webster 首次报道了冻干同种异体肌腱重建 ACL 的动物实验，之后应用冻干异体移植物重建人膝关节交叉韧带，进行了临床应用研究，认为同种异体肌腱移植物的优点是无供区损伤及取材部位并发症，特别适合于多发韧带损伤、韧带重建翻修手术自体肌腱移植材料不足、因肢体膝关节特殊原因不能取自体肌腱或拒绝取自体肌腱者，年龄较大且活动量小、对膝关节运动功能要求不高的患者[1]。但是，同种异体肌腱移植物有一些缺点，如人类免疫缺陷病毒（HIV）和乙型肝炎病毒（HBV）等感染与传播、免疫排斥反应、肌腱爬行替代重塑及生物转化缓慢和容易发生韧带松弛，费用较高等[2]。

同种异体肌腱移植物有冻干异体肌腱移植物（图3-5-1）、带骨块的肌腱移植材料（图3-5-2）和深低温冷冻新鲜移植物。目前大多数学者认为深低温冷冻（-70～-80℃）保存的异体肌腱降低了宿主细胞的抗原性，保持了肌腱组织学特性，组织学性能与自体肌腱差别不大，更有利于移植物再血管化及韧带化[3]。因此，认为深低温冷冻保存的肌腱韧带是最佳材料。采用异体肌腱进行韧带重建时，建议优先选取新鲜冷冻异体肌腱，其生物学和生物力学性能接近自体肌腱，有利于肌腱爬行替代和腱骨愈合。

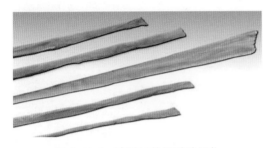

图 3-5-1 冻干异体肌腱移植物

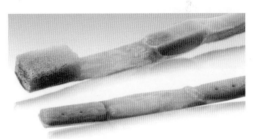

图 3-5-2 冻干异体骨－髌腱－骨移植材料

采用异体肌腱移植物重建前交叉韧带，可根据手术需要选择合适的移植物，目前有深低温冷冻保存的同种异体股四头肌腱（图3-5-3）、同种异体肌腱（图3-5-4）、同种异体骨－髌腱－骨肌腱（图3-5-5）和同种异体骨－跟腱组织（图3-5-6）等。粗腱性移植物一端或两端带有骨块，适合于交叉韧带单束重建或交叉韧带骨道缺损翻修的病例。细肌腱移植物（半腱肌，股薄肌，腓骨长、短肌腱等），重建时需要多股

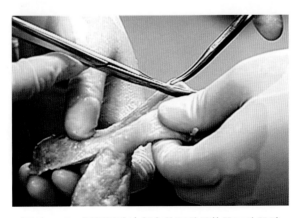

图 3-5-3 深低温冷冻保存的同种异体股四头肌腱

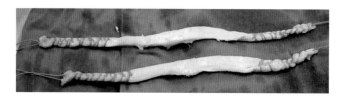

图 3-5-4　深低温冷冻保存的同种异体肌腱

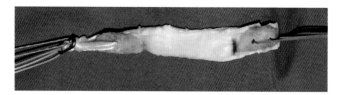

图 3-5-5　深低温冷冻保存的同种异体骨 – 髌腱 – 骨肌腱

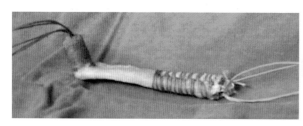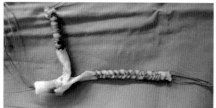

图 3-5-6　深低温冷冻保存的同种异体骨 – 跟腱组织

肌腱对折编织缝合后应用。术前将异体移植物放入生理盐水中自然复温 30 min 后即可根据重建固定方法进行制备。

【重要提示】

国内同种异体肌腱因来源受限，部分肌腱质量欠佳，在修整前应仔细检查移植物的质量。

（李春宝）

参考文献

[1] MARISCALCO M W, MAGNUSSEN R A, MEHTA D, et al. Autograft versus nonirradiated allograft tissue for anterior cruciate ligament reconstruction: a systematic review [J]. Am J Sports Med, 2014, 42(2): 492–499.

[2] 王孟 , 杨国夫 . 应用同种异体肌腱重建前交叉韧带的研究进展 [J]. 医学综述 , 2017, 23(15): 3032–3035.

[3] 张佩，王成，杨军 . 深低温保存同种异体肌腱的基础研究进展 [J]. 医学综述 , 2021, 27(6): 1096–1101.

第六节　人工韧带

人工韧带分为永久型、支架型及加强型 3 种类型。永久型人工韧带的特点是与自体移植物不发生化学反应，以 Gore-Tex 韧带和 Polyflex 韧带等为代表；支架型人工韧带的特点是诱导自体组织逐渐与韧带融合，以 LARS 韧带、Leeds-Keio 韧带、碳纤维韧带等为代表；加强型人工韧带与支架型人工韧带相似，对自体肌腱起到增强和保护作用，最后与自体肌腱融为一体，韧带化形成新的移植物，有 Kennedy LAD 韧带、Trevira 韧带等[1-4]。

人工韧带的优点：避免了取自体肌腱的手术损伤，无移植材料免疫排斥反应和疾病感染的风险，术后即刻获得关节稳定性，可以早期活动，避免卧床等并发症[5]。

人工韧带的缺陷：短期效果好，长期容易发生韧带疲劳性断裂；缺乏本体感觉，存在关节滑膜炎、人工韧带硬度高、顺应性较差、两端骨道愈合问题[6]。

目前 LARS 韧带在国内应用相对普遍。将人工韧带手工编织成圆柱状，关节内部分为纵向纤维（图 3-6-1），左、右膝分开设计，骨道内部分为双向纤维，不易被拉长。LARS 韧带需要韧带残端的成纤维细胞长入，以便达到韧带化（ligamentization），因此，只要有良好的残端的前后交叉韧带均为手术适应证，特别是对受伤时间在 3 周内、对运动要求较高的年轻人最为适合，也可用于自体或异体移植材料失败翻修者、

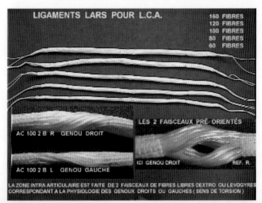

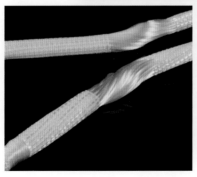
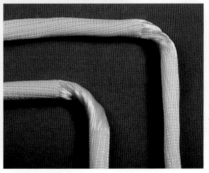

图 3-6-1　LARS 韧带

不同规格的 LARS 韧带，可见关节内部分为纵向纤维

多发韧带损伤自体肌腱有限者，人工韧带具有优势。特别是在后交叉韧带重建中，骨道长，选用 LARS 韧带是较好的选择。对于缺乏韧带残端的患者，也有人采用自体肌腱与人工韧带联合重建 ACL（图 3-6-2）。还有人工韧带为中空结构（图 3-6-3），中心穿入自体肌腱（图 3-6-4），避免自体肌腱爬行替代过程发生蠕变松弛[7-10]。LARS 韧带采用钛合金材料螺钉固定（图 3-6-5），螺纹钝而深，固定牢固而且不损伤韧带本身。

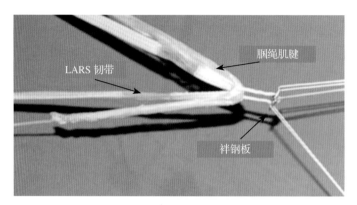

图 3-6-2　联合重建交叉韧带

缺乏韧带残端的患者可行自体腘绳肌腱和人工韧带联合重建

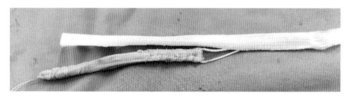

图 3-6-3　中空人工韧带

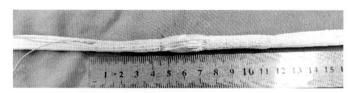

图 3-6-4　自体肌腱穿入中空人工韧带内

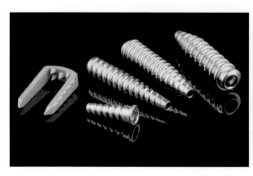
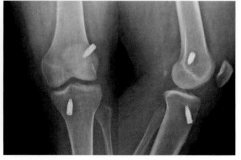

图 3-6-5　LARS 韧带的固定

采用金属螺钉固定材料，术后 X 线片可见金属螺钉影像

对于有感染者、严重骨质疏松者、人工韧带手术失败需要翻修者，不用人工韧带[11]。

参考文献

[1] 张新潮，朱行飞，戴正寿，等．股四头肌腱的临床应用解剖 [J]. 中国临床解剖学杂志，2011, 29(2): 165-167.

[2] LEE J K, LEE S. Outcomes of anatomic anterior cruciate ligament reconstruction: bone-quadriceps tendon graft versus double-bundle hamstring tendon graft[J]. Am J Sports Med, 2016, 44(9): 2323-2329.

[3] 石伟发，郭志民，邓辉云，等．PLT 和腘绳肌腱重建前交叉韧带的系统评价 [J]. 中国组织工程研究，2020, 24(5): 811-820.

[4] RHATOMY S, ASIKIN A I Z. Peroneus longus autograft can be recommended as a superior graft to hamstring tendon in single-bundle ACL reconstruction[J]. Knee Surg Sports Traumatol Arthrosc, 2019, 27(11): 3552-3559.

[5] BROWN M J, CARTER T. ACL allograft: advantages and when to use [J]. Sports Med Arthrosc Rev, 2018, 26(2): 75-78.

[6] KAN S L, YUAN Z F, NING G Z, et al. Autograft versus allograft in anterior cruciate ligament reconstruction: a meta-analysis with trial sequential analysis [J]. Medicine (Baltimore), 2016, 95(38): e4936.

[7] DUCHMAN K R, LYNCH T S, SPINDLER K P. Graft selection in anterior cruciate ligament surgery: who gets what and why? [J] Clin Sports Med, 2017, 36(1): 25-33.

[8] 陈世益，洪国威，陈疾忤，等．LARS 人工韧带与自体腘绳肌腱重建前交叉韧带早期临床疗效比较 [J]. 中国运动医学杂志，2007, 26(5): 530-533.

[9] PARCHI P D, CIAPINI G, PAGLIALUNGA C, et al. Anterior cruciate ligament reconstruction with LARS artificial ligament-clinical results after a long-term follow-up[J]. Joints, 2018, 6(2): 75-79.

[10] ILIADIS D P, BOURLOS D N, MASTROKALOS D S, et al. LARS artificial ligament versus ABC purely polyester ligament for anterior cruciate ligament reconstruction[J]. Orthop J Sports Med, 2016, 4(6): 2325967116653359.

[11] VENTURA A, LEGNANI C, TERZAGHI C, et al. Revision surgery after failed ACL reconstruction with artificial ligaments: clinical, histologic and radiographic evaluation[J]. Eur J Orthop Surg Trauma, 2014, 24(1): 93-98.

（李春宝　刘玉杰）

第四章 保残重建前交叉韧带

第一节 保残重建前交叉韧带的价值

1836 年 Weber[1] 解剖发现前交叉韧带（ACL）分为两束结构。1938 年 Palmer[2] 提出 ACL 分为前内侧束（AM）和后外侧束（PL）两部分。1965 年 Liljedahl 等[3] 首次报道了前交叉韧带的单束损伤。研究表明，膝关节屈曲时 ACL 前内侧束对抗胫骨前移，伸直位时后外侧束发挥抗旋稳定的作用。

Sicboid 等[4] 报道 ACL 不完全损伤占 5%～10%。Ochi 等[5] 对 161 例 ACL 损伤进行了研究，发现 10% 为不完全损伤，其中 7.5% 为前内侧束损伤，2.5% 为后外侧束损伤。Zantop 等[6] 对 121 例 ACL 损伤进行研究，发现 ACL 不完全损伤占 25%，其中前内侧束损伤占 12%，后外侧束损伤占 13%。

临床发现，ACL 任何一束损伤都会影响膝关节功能，特别是稳定性[7]。对于 ACL 单束损伤是否需要重建、怎样重建以及保残重建有无价值，学术界存在争议[8]。动物实验发现，保残重建韧带的残端有良好的血供，有利于肌腱移植物再血管化，有利于移植肌腱完成爬行替代和腱骨愈合[9-11]。

对保残重建的病例随访中发现，患者有伸膝疼痛、活动受限的症状。经临床和影像学检查以及关节镜手术检查发现，膝关节髁间窝内有大量增生的瘢痕组织，即"牛眼征"[12-13]。去除瘢痕组织后，笔者意外地发现重建的 ACL 无论形态、滑膜覆盖、韧带的质量和张力，都优于非保残重建的 ACL。

"牛眼征"形成的原因是保留的残端没有附着点且缺乏张力，很难与肌腱移植物愈合为一体，残端垂落并依附在重建的 ACL 基底部，拥堵在股骨髁间窝。为了避免发生"牛眼征"，提高保残重建的疗效，我们将 ACL 残端分为 6 种类型，并据此设计了不同的保残重建术式。包括：缝合长残端悬吊固定重建术；捆绑固定重建术；移植物穿短残根重建术；保留单束重建术；锚钉或微钢板悬吊固定术；缝扎残端骨桥或微钢板固定术（表 4-1-1），形成了保残重建 ACL 的系统模式，取得了良好疗效。

表 4-1-1　ACL 残端类型及重建术式

残端类型	重建术式
Ⅰ型：单束股骨侧止点损伤	锚钉或微钢板悬吊固定术
Ⅱ型：单束胫骨侧止点损伤	缝扎残端骨桥或微钢板固定术
Ⅲ型：长残端	缝合长残端悬吊固定重建术
Ⅳ型：中残端	捆绑固定重建术
Ⅴ型：短残根	移植物穿短残根重建术
Ⅵ型：单束髁间窝部断裂	保留单束重建术

【关节镜下前交叉韧带残端分型】

Ⅰ型：ACL 单束股骨侧止点损伤，另一束支正常（图 4-1-1）。

Ⅱ型：ACL 单束胫骨侧止点损伤，另一束支正常（图 4-1-2）。

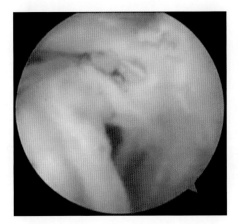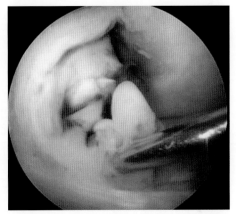

图 4-1-1　Ⅰ型

前内侧束股骨侧止点断裂，后外侧束完好

图 4-1-2　Ⅱ型

前内侧束胫骨侧止点断裂，后外侧束完好

Ⅲ型：ACL 损伤后缺乏张力，但仍有条索状纤维附着在髁间窝，称为长残端。有的外形连续性存在，但没有任何张力，呈松弛状态（图 4-1-3）。

Ⅳ型：ACL 完全断裂且残端较长（图 4-1-4）。

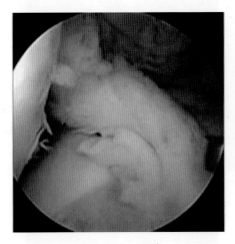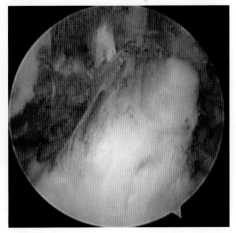

图 4-1-3　Ⅲ型

ACL 损伤后缺乏张力，但仍有条索状纤维附着在髁间窝，称为长残端。有的外形连续性存在，但没有任何张力，呈松弛状态

图 4-1-4　Ⅳ型

中残端，ACL 股骨侧止点完全撕裂，残端长度为正常 ACL 的 2/3

Ⅴ型：ACL 完全断裂，仅留有残根（图 4-1-5）。

Ⅵ型：ACL 前内侧束在股骨髁间窝处断裂吸收，后外侧束正常（图 4-1-6）。

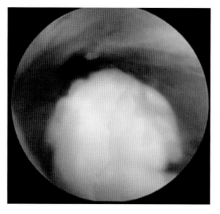

图 4-1-5　Ⅴ型

残根，ACL 完全断裂，残留仅不足正常 ACL 的 1/2

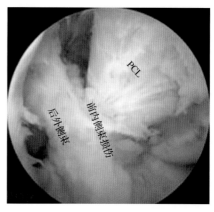

图 4-1-6　Ⅵ型

单束 ACL 损伤，ACL 前内侧束髁间窝部断裂吸收，后外侧束正常

【去残的并发症】

对于 ACL 残端如何处理，目前尚无统一的结论。临床发现多数病例残存的 ACL 纤维会被完全清除（图 4-1-7A、B），再进行 ACL 重建术。笔者研究发现，保残重建与去残重建术后 ACL 质量不同，对非保残重建的患者进行关节镜手术探查，发现重建的 ACL 表面无滑膜组织覆盖，且移植物松散呈马尾状（图 4-1-7C）。

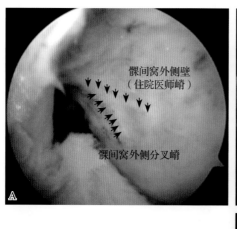

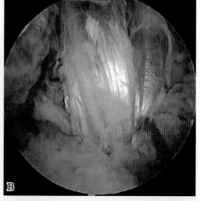

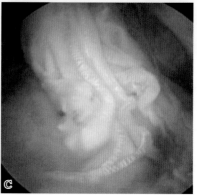

图 4-1-7　ACL 重建常规彻底清除残端

A. 未保留自体 ACL 组织，髁间窝外侧壁显露清晰，可见住院医师嵴及斜行分叉嵴；B. 重建的 ACL 表面无滑膜覆盖，移植物外观松散；C. 重建后的 ACL 无滑膜覆盖，移植物呈松散的马尾状，张力差

【ACL 保残术后"牛眼征"】

对保残重建后有症状的患者，关节镜检查发现股骨髁间窝形成的瘢痕组织呈"牛眼征"（图 4-1-8），去除瘢痕组织后发现重建的 ACL 无论形态、张力均与正常 ACL 类似（图 4-1-9）。

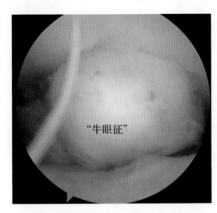

图 4-1-8　"牛眼征"

膝关节伸直状态下，团状瘢痕组织块在前方发生撞击和嵌夹

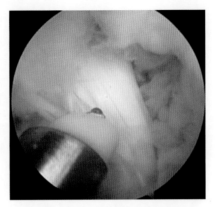

图 4-1-9　清除瘢痕组织后

重建的 ACL 张力和质量良好，色泽光亮，结构完整

笔者对保残与去残重建 ACL 进行了动物实验研究，发现去残重建的 ACL 滑膜覆盖少，血管灌注研究显示重建的 ACL 血管面积少，成纤维细胞形成的速度、数量和质量都有不同。因此，笔者认为去残重建 ACL 不利于肌腱移植物的再血管化、爬行替代和重塑，不利于腱骨愈合。保残重建组的所有指标均优于去残重建组。

尽管保残重建有可能发生"牛眼征"，但由于残端包绕在肌腱移植物的周围，为其提供了良好的血供和保护，有利于肌腱移植物完成爬行替代和韧带化过程。保留的残端组织封闭了关节腔与胫骨骨道的通道，可防止滑液向隧道渗入，有利于腱骨愈合。

（刘玉杰　黄长明）

参考文献

[1] WEBER W. Mechanik der menschlichen Gehwerkzeuge[M]. Göttingen: Dieterichsche Buchhandlung, 1836.

[2] PALMER I. On the injuries to the ligaments of the knee joint: a clinical study.1938[J].Clin Orthop Relat Res, 2007, 26(4): 17-22.

[3] LILJEDAHL S O, LINDVALL N, WETTERFORS J. Early diagnosis and treatment of acute ruptures of the anterior cruciate ligament，a clinical and arthrographic study of forty-eight cases[J].Am J Bone Joint Surg, 1965, 47(8): 150-154.

[4] SICBOID R, DEHLER C, ELLERT T. Prospective randomized comparison of double-bundle versus single-bundle anterior cruciate ligament reconstruction[J]. Arthroscopy, 2008, 24(9): 137-145.

[5] OCHI M, ADACHI N, UCHIO Y, et al. A minimum 2-year follow-up after selective anteromedial or posterolateral bundle anterior cruciate ligament reconstruction[J]. Arthroscopy, 2009, 25(2): 117–122.

[6] ZANTOP T, BRUCKER P U, VIDAL A, et al. Intraarticular rupture pattern of the ACL[J].Clin Orthop Relat Res, 2007, 26(4): 48–53.

[7] MIFUNE Y, OTA S, TAKAYAMA K, et al. Therapeutic advantage in selective ligament augmentation for partial tears of the anterior cruciate ligament: Results in an animal model[J].Am J Sports Med, 2013, 41(7): 365–373.

[8] CRAIN E H, FITHIAN D C, PAXTON E W, et al. Variation in anterior cruciate ligament scar pattern: Does the scar pattern affect anterior laxity in anterior cruciate ligament-deficient knees[J]?Arthroscopy, 2005, 21(1): 19–24.

[9] SUN L, WU B, TIAN M, et al. Comparison of graft healing in anterior cruciate ligament reconstruction with and without a preserved remnant in rabbits[J]. Knee, 2013, 20(11): 537–544.

[10] WU B, ZHAO Z, LI S, et al. Preservation of remnant attachment improves graft healing in a rabbit model of anterior cruciate ligament reconstruction[J].Arthroscopy, 2013, 29(5): 1362–1371.

[11] MATSUMOTO T, KUBO S, SASAKI K, et al. Acceleration of tendon-bone healing of anterior cruciate ligament graft using autologous ruptured tissue[J].Am J Sports Med, 2012, 40(6): 1296–1302.

[12] WANG J, AO Y. Analysis of different kinds of cyclops lesions with or without extension loss[J]. Arthroscopy, 2009, 25(5): 626–631.

[13] GOHIL S, FALCONER T M, BREIDAHL W, et al.Serial MRI and clinical assessment of cyclops lesions[J].Knee Surg Sports Traumatol Arthrosc, 2014, 22(5): 1090–1096.

第二节　前交叉韧带部分损伤止点原位固定术

前交叉韧带后外侧束损伤多发生在股骨髁间窝的股骨侧止点。临床查体拉赫曼（Lachman）试验阳性，MRI 检查显示 ACL 的连续性存在，股骨侧止点信号异常改变（图 4-2-1），胫骨侧止点和前内侧束信号均无明显异常。关节镜手术探查会发现 ACL 后外侧束部分损伤。如果膝关节长期处于不稳状态，有可能发展为完全撕裂。早期采用后外侧束损伤原位固定术，使韧带止点愈合，避免 ACL 重建，可达到事半功倍的效果。

一、后外侧束止点损伤分型

临床研究发现，ACL 单束部分损伤以后外侧束股骨侧止点损伤多见，而前内侧束损伤比较少见。多数在膝关节旋转外翻应力下损伤。为了便于临床研究和治疗，笔者通过关节镜检查，根据损伤表现不同将其分为以下 3 种类型。

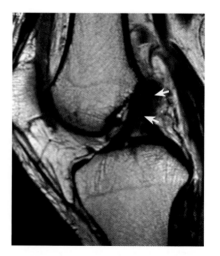

图 4-2-1　膝关节外伤后 MRI

ACL 连续性存在，股骨侧止点异常增粗，信号改变

Ⅰ型：ACL后外侧束股骨侧止点的纤维拉伸、延长，部分纤维断裂（图4-2-2），关节镜下拉赫曼（Lachman）试验动态观察韧带松弛、张力低下。

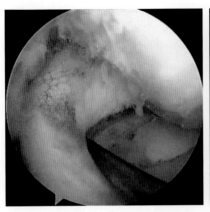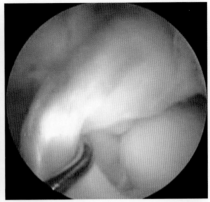

图 4-2-2 Ⅰ型损伤

后外侧束部分纤维股骨侧止点损伤，韧带松弛

Ⅱ型：ACL后外侧束股骨侧止点大部分纤维撕裂，连续性中断，韧带无明显挛缩、移位（图4-2-3）。

Ⅲ型：ACL后外侧束在胫骨侧止点撕裂，不伴有骨折（图4-2-4），韧带无挛缩、移位，股骨侧止点无损伤。

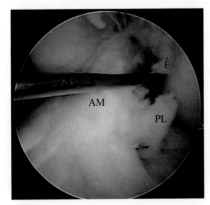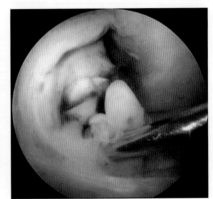

图 4-2-3 Ⅱ型损伤

ACL后外侧束股骨侧止点纤维撕裂，胫骨侧止点正常

AM. 前内侧束；PL. 后外侧束；F. 股骨

图 4-2-4 Ⅲ型损伤

ACL后外侧束胫骨侧止点撕裂，股骨侧止点正常

二、后外侧束股骨侧止点损伤原位悬吊固定术

关节镜手术探查找到后外侧束股骨侧止点部分纤维撕裂处（图4-2-5）。采用肩袖缝合器将ACL后外侧束股骨侧止点咬住（图4-2-6A、B），缝针穿过后外侧束韧带纤维（图4-2-6C），将第一针缝线打结固定作为牵引线，直视下缝合第二针，打结固定（图4-2-6D、E）。

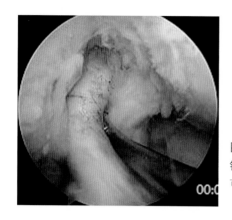

图 4-2-5　后外侧束股骨侧止点损伤关节镜手术探查

可见纤维部分撕裂，韧带松弛

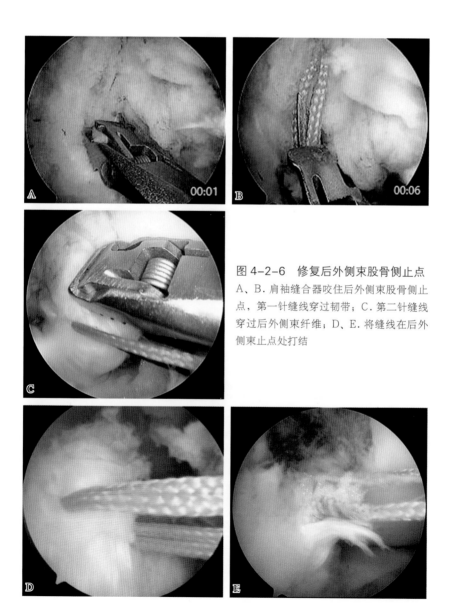

图 4-2-6　修复后外侧束股骨侧止点
A、B. 肩袖缝合器咬住后外侧束股骨侧止点，第一针缝线穿过韧带；C. 第二针缝线穿过后外侧束纤维；D、E. 将缝线在后外侧束止点处打结

在 ACL 后外侧束的附着点，钻取直径 2.4 mm 的隧道，导针将缝线引至股骨骨道外（图 4-2-7），再穿入 EndoButton 的 2 个孔内（图 4-2-8）。从股骨外侧皮肤切口插入剥离子将肌肉推开达股骨皮质，用推结器将 EndoButton 推至股骨外皮质表面（图 4-2-9），拉紧缝线，在 EndoButton 上打结固定（图 4-2-10）。关节镜手术探查 ACL 的张力恢复正常（图 4-2-11）。

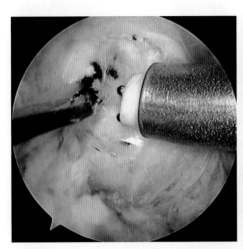
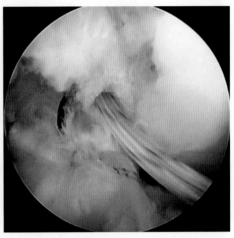

图 4-2-7 射频清理止点区域的髁间窝外侧壁

在该处钻直径 2.4 mm 的隧道，导针将缝线穿出隧道外

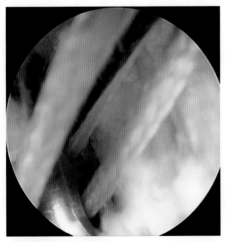
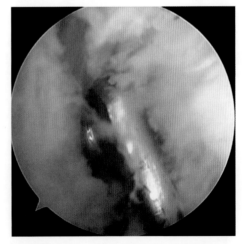

图 4-2-8 将缝线分别穿入 EndoButton 的孔内

图 4-2-9 用推结器将 EndoButton 推至完全贴紧股骨外侧皮质

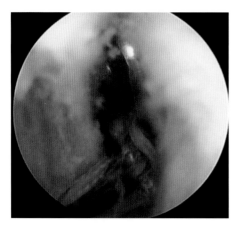 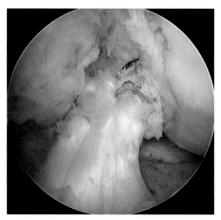

图 4-2-10　缝线分别打结固　　　　图 4-2-11　修复后的 ACL 后外
　　定在 EndoButton 上　　　　　　侧束外观良好，张力恢复正常

三、后外侧束胫骨侧止点部分损伤原位固定术

　　ACL 后外侧束胫骨侧止点损伤相对少见。关节镜下探查可发现 ACL 后外侧束松弛，损伤发生在后外侧束胫骨侧止点（图 4-2-12）。将交叉韧带胫骨定位器安放在 ACL 后外侧束胫骨侧原止点（图 4-2-13），用直径 2.4 mm 的导针钻取胫骨骨道（图 4-2-14）。

　　用肩袖缝合器咬住 ACL 后外侧束的残端纤维，击发缝合针，缝线穿过胫骨侧止点残端纤维（图 4-2-15），将缝线引至关节外。用推结器将残端打结固定（图 4-2-16）。也可以采用肩关节缝合钩缝合 ACL 残端，PDS 缝线或金属钢丝线将编织线引导过 ACL 残端。

　　使用细钢丝或 PDS 线将缝线引出胫骨骨道外，缝线在骨桥或 EndoButton 上打结固定（图 4-2-17）。术毕探查 ACL 张力良好（图 4-2-18）。

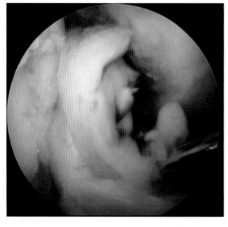 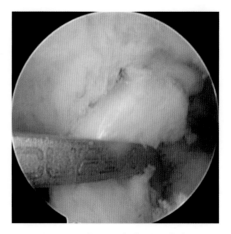

图 4-2-12　关节镜下探查　　　　　图 4-2-13　将胫骨定位器固定在 ACL
ACL 后外侧束胫骨侧止点损伤，股骨侧止点完好　　　后外侧束胫骨侧止点

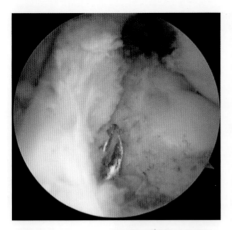

图 4-2-14　在 ACL 后外侧束胫骨侧止点钻取胫骨骨道，直径 2.4 mm

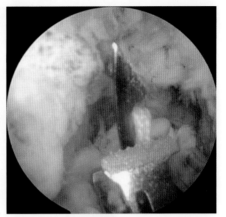

图 4-2-15　采用肩袖缝合器缝合后外侧束纤维

可见缝线穿过胫骨侧止点残端纤维

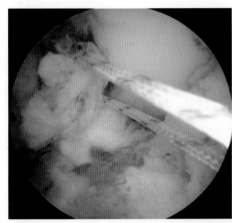
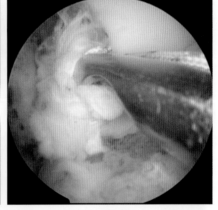

图 4-2-16　双股缝线牵出关节腔外，推结器打结固定残端

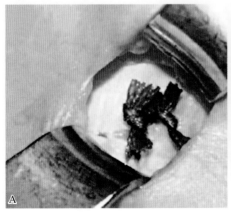
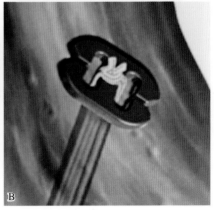

图 4-2-17　缝线打结固定

A. 在胫骨骨道外口骨桥上打结固定；B. 在 EndoButton 上打结固定

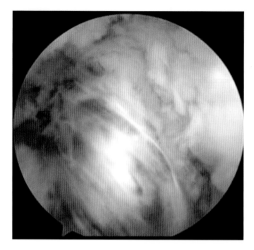

图 4-2-18　术后关节镜探查

固定后的韧带外观完整，张力恢复正常

四、ACL 股骨侧止点完全损伤锚钉原位固定术

ACL 在股骨侧止点完全撕脱伤比较少见，容易漏诊或误诊。损伤后由于早期没有制动，影响腱骨愈合及膝关节稳定性。CT 三维重建（图 4-2-19）和 MRI 检查（图 4-2-20）均能清楚地显示损伤情况。

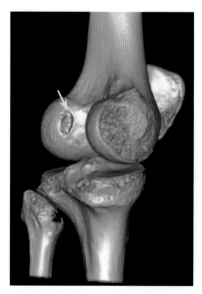

图 4-2-19　CT 三维重建图像

ACL 股骨侧止点处撕脱，髁间窝外侧壁后方局部骨质异常

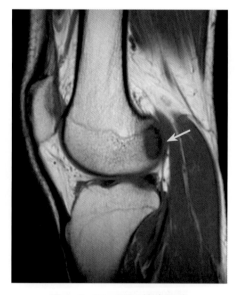

图 4-2-20　MRI 检查图像

ACL 股骨侧止点处撕脱，髁间窝外侧壁后方信号异常

【关节镜手术探查与清理】

关节镜手术探查、清理,见图 4-2-21 ~ 图 4-2-24。

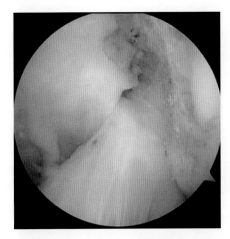

图 4-2-21 关节镜下探查
ACL 的股骨侧止点凹陷

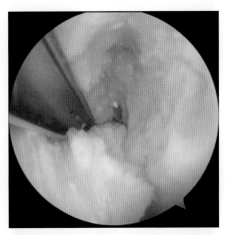

图 4-2-22 轻轻分离 ACL 股骨侧止点,
显露损伤创面

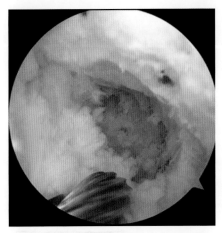

图 4-2-23 清理股骨侧止点瘢痕组织
与骨床面并新鲜化

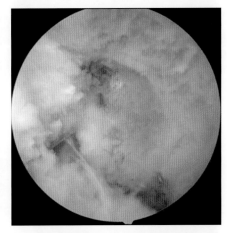

图 4-2-24 清理、刮除硬化骨床面,骨
床面新鲜化准备钻孔

【锚钉植入与固定】

通过膝关节关节镜前内侧入路,在 ACL 股骨侧止点预制缝合锚钉孔(图 4-2-25),植入缝合锚钉(图 4-2-26)。采用肩关节缝合器缝合 ACL 近端,缝线打结固定(图 4-2-27)。缝合固定完毕后,探查 ACL 股骨侧止点附着和张力良好(图 4-2-28)。术后复查 CT 三维重建(图 4-2-29)。

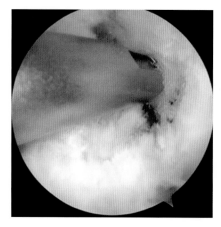

图 4-2-25　在 ACL 股骨侧止点预制缝合锚钉孔

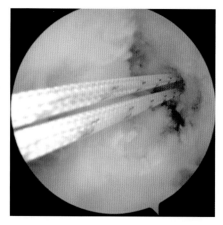

图 4-2-26　将缝合锚钉植入 ACL 股骨侧止点区域，缝线牵出关节外

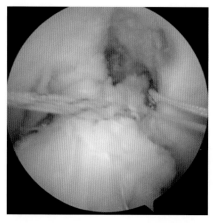

图 4-2-27　用缝合钩经 ACL 股骨侧止点穿线缝合并拉紧打结

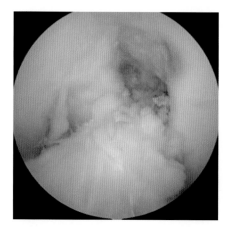

图 4-2-28　缝合后探查 ACL 股骨侧止点固定牢固，张力良好

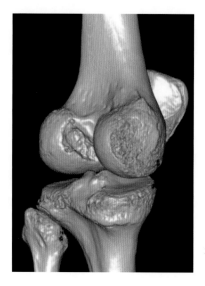

图 4-2-29　术后复查 CT 三维重建图像示股骨侧止点固定后情况

【重要提示】

1. 缝合残端可以适当靠近 ACL 后外侧束健康部分以便增加强度。

2. 骨道直径 2.4 mm，能够通过缝线即可，要注意保留残端。

3. 在胫骨结节附近行骨桥或 EndoButton 打结固定，术后应使用支具保护 3 个月。

（刘玉杰　黄长明）

第三节　保残重建前交叉韧带

【残端与"牛眼征"】

临床研究发现，前交叉韧带损伤残端有长有短，参差不齐。保残重建后发生"牛眼征"的病例均显示 ACL 损伤发生在股骨髁间窝股骨侧止点处，残端较长（图 4-3-1）。保残重建时残端没有进行固定，缺乏附着点，漂浮在关节腔内（图 4-3-2）。术后残端逐渐垂落在 ACL 的基底部，在髁间窝形成瘢痕团块，又称"牛眼征"（图 4-3-3）。

防止"牛眼征"形成的关键是如何有效地固定残端，保持残端的张力。

针对残端的情况不同，长残端采用残端缝扎隧道内悬吊固定术；中残端采用残端与移植物缝合固定术；短残端采用肌腱移植物穿入残根重建术。重建 ACL 材料取腘绳肌腱折成 4 ~ 6 股，肌腱两端编织缝合，长度为 85 ~ 90 mm（图 4-3-4）。

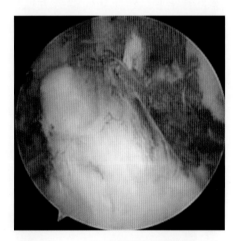

图 4-3-1　ACL 在髁间窝股骨侧止点处损伤，有较长的残端

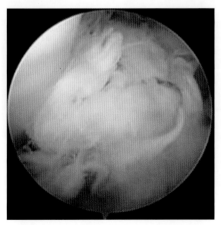

图 4-3-2　ACL 重建后残端漂浮在关节腔内

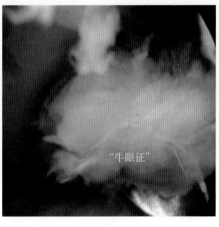

图 4-3-3　残端垂落在 ACL 基底部形成"牛眼征"

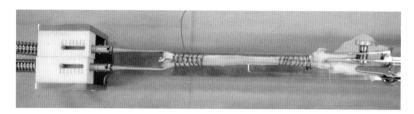

图 4-3-4　切取移植物

【骨道钻取】

1. **钻取胫骨骨道**　将 ACL 胫骨定位器置于 ACL 胫骨残端的后方与胫骨髁间棘之间的凹陷处（图 4-3-5）。在导向器的引导下，导针从残端后方钻出（图 4-3-6），沿导针钻取胫骨骨道，使用骨锉修整隧道内口（图 4-3-7）。

2. **钻取股骨骨道**　在股骨定位器的引导下于 ACL 股骨侧止点处钻入导针（图 4-3-8）。根据肌腱移植物的直径，选取相应的钻头钻取股骨骨道（图 4-3-9）。双横钉孔必须位于股骨与胫骨骨道的中心（图 4-3-10）。

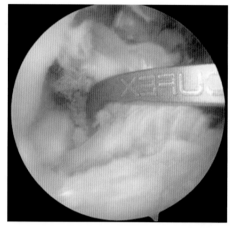

图 4-3-5　胫骨定位器置于残端与胫骨髁间棘之间的凹陷处

残端位于导向器长臂下方

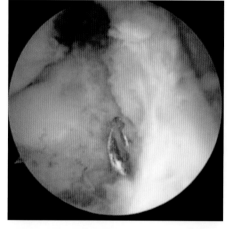

图 4-3-6　在残端后方钻入导针，未损伤残端止点纤维

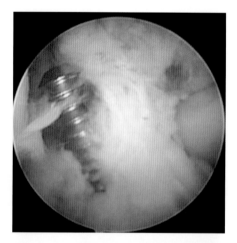

图 4-3-7　避开 ACL 的残端钻取胫骨骨道，使用骨锉修整隧道内口

【长残端缝扎悬吊固定术】

股骨与胫骨骨道准备完毕后，采用缝合钩带线穿过 ACL 残端（图 4-3-11），缝线打结固定 ACL 残端（图 4-3-12）。

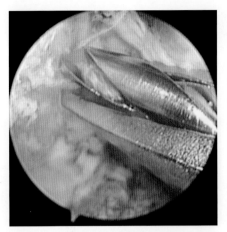 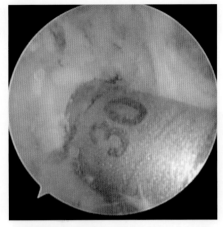

图 4-3-8　股骨侧导向器在髁间窝外侧　　　　图 4-3-9　钻取股骨骨道，
　　　　　壁定好隧道的钻取位置　　　　　　　　　　　　深度为 30 mm

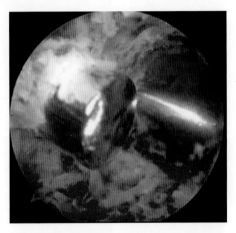

图 4-3-10　股骨与胫骨骨道预钻双横钉孔

可见双孔均在隧道的中心

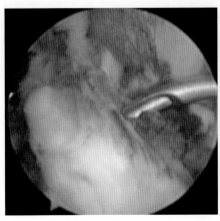 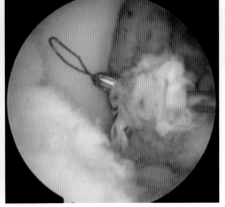

图 4-3-11　缝合钩带线穿过 ACL 残端

缝合钩外露，准备过线

　　将缝扎 ACL 残端的缝线和肌腱移植物的缝线一起牵入股骨骨道（图 4-3-13），将 ACL 固定残端缝线拉紧，再将肌腱移植物拉紧（图 4-3-14）。调整长残端，覆盖在重建的 ACL 肌腱移植物上面（图 4-3-15），胫骨和股骨两端用双横钉固定，隧道外缝线打结固定。

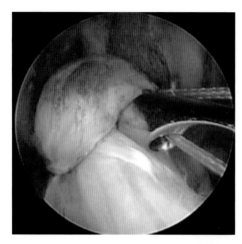

图 4-3-12　缝线打结固定 ACL 残端
使用推结器推紧缝线结

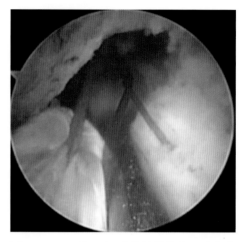

图 4-3-13　将 ACL 残端的缝线和肌腱移植物牵引线一同牵入股骨骨道内

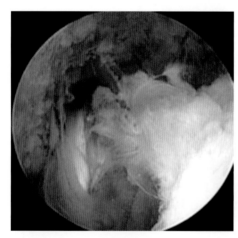

图 4-3-14　将肌腱移植物和 ACL 残端一同牵入骨道

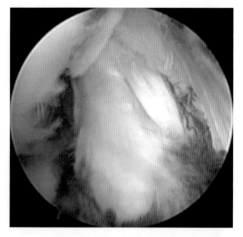

图 4-3-15　术毕探查
ACL 长残端完全覆盖肌腱移植物，张力良好

【短残端捆扎固定重建术】

　　此方法用于残端较短，不能采用悬吊固定的病例（图 4-3-16）。按前述方法将肌腱移植物牵入胫骨和股骨骨道，两端采用 RigidFix 横穿固定。将残端间断缝合在肌腱移植物上（图 4-3-17）。固定 2 ～ 3 针（图 4-3-18）。膝关节进行屈伸活动，检查有无撞击，探查重建的韧带和残端覆盖（图 4-3-19）。

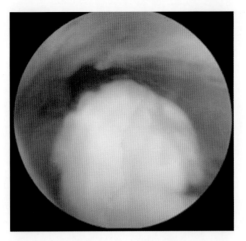

图 4-3-16 术中探查

ACL 残端较短，无法进行悬吊固定

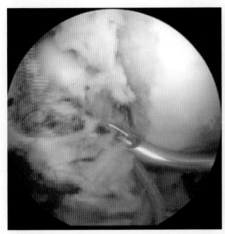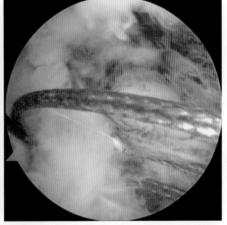

图 4-3-17 将残端间断缝合在肌腱移植物上

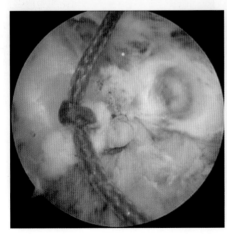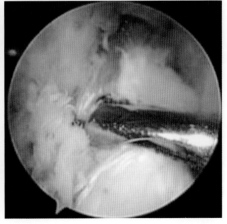

图 4-3-18 关节镜下打结器打结固定

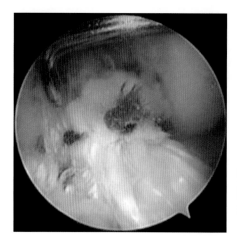

图 4-3-19 保残重建 ACL

残端与肌腱移植物间断缝合在一起，残端覆盖包裹移植物，张力良好

【肌腱穿残根重建 ACL】

由于 ACL 损伤的时间、部位、程度不同，残端长短也不完全一致。MRI（图 4-3-20）和关节镜检查显示一些 ACL 断端呈残根状（图 4-3-21），此时应将定位器置于残根中间（图 4-3-22），钻取骨道。

胫骨钻头沿导针穿出（图 4-3-23），刨削刀插入隧道清理隧道内口边缘（图 4-3-24），肌腱移植物穿过胫骨端残根（图 4-3-25）。

【重要提示】

1. 钻取上、下骨道时，一定要保护好残端。

2. 保留的残端要覆盖在肌腱移植物的表面，维持残端的张力有利于移植物爬行替代和腱骨愈合。

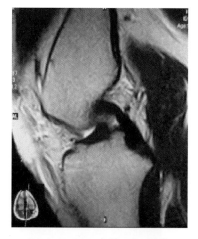

图 4-3-20 术前 MRI 图像

ACL 残端为短残根，无法覆盖肌腱移植物

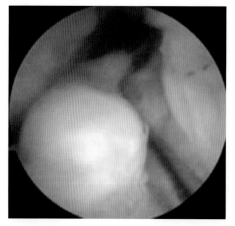

图 4-3-21 术中关节镜探查

ACL 残端呈残根状，无法覆盖肌腱移植物

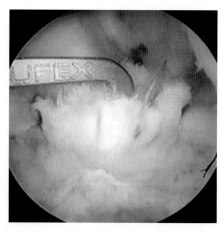

图 4-3-22 术中所见

定位器在残根之间定位，尽量保留止点纤维

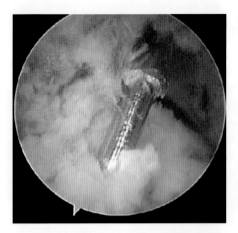
图 4-3-23 胫骨钻头从 ACL 残端中心穿出

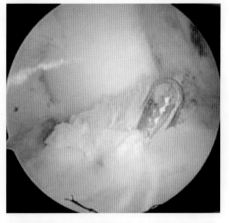
图 4-3-24 清理隧道内口边缘，残根纤维大部分保留

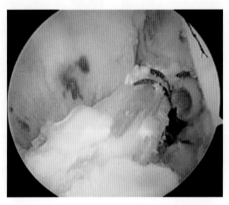
图 4-3-25 肌腱移植物穿过胫骨端残根
可见残根部分覆盖移植物，无撞击表现

（刘玉杰 黄长明）

第四节 保留单束重建残束

【单束损伤的诊断】

ACL 损伤查体拉赫曼（Lachman）试验阳性（图 4-4-1），抽屉试验阳性（图 4-4-2），肥胖或肌肉发达的患者，ACL 单束损伤临床查体有时难以确诊，结合影像学检查可以明确诊断。MRI 检查显示 ACL 连续性存在，部分信号异常（图 4-4-3），关节镜手术探查有助于诊断。

关节镜手术探查所见：ACL 单束陈旧性损伤关节镜手术探查发现滑膜覆盖，前内侧束外形正常，后外侧束空虚（图 4-4-4）。关节镜下拉赫曼（Lachman）试验动态检查，可发现 ACL 损伤束形态和活动异常（图 4-4-5）。探钩探查发现 ACL 后外侧束在

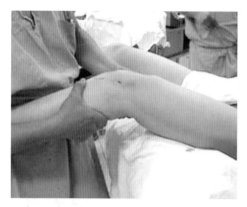

图 4-4-1 拉赫曼（Lachman）试验阳性

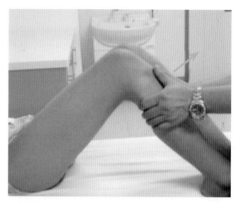

图 4-4-2 抽屉试验阳性

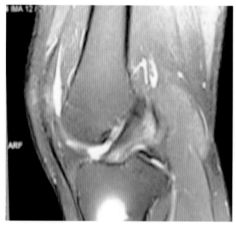

图 4-4-3 术前 MRI 图像

ACL 前内侧束信号连续，后外侧束信号异常

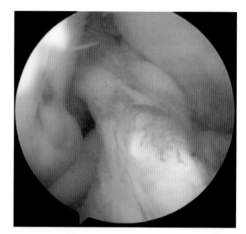

图 4-4-4 关节镜探查

ACL 前内侧束正常，后外侧束股骨止点断裂

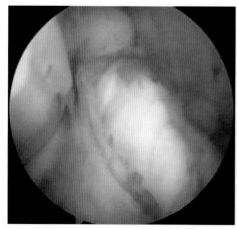

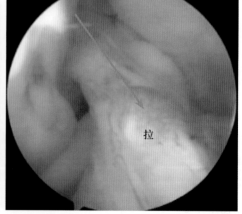

图 4-4-5 关节镜下动态检查

拉赫曼（Lachman）试验动态观察显示 ACL 后外侧束活动异常

股骨髁间窝止点处撕裂（图4-4-6）。

【保留单束重建残束】

1. 钻取股骨骨道　关节镜下清理残端，显示 ACL 前内侧束正常，后外侧束吸收缺失（图4-4-6）。经关节镜前内侧入路，插入股骨骨道定位器（图4-4-7），于股骨髁间窝住院医师嵴找准股骨骨道靶点，在导向器的保护下钻入导针（图4-4-8），沿导针钻入直径为 4.5 mm 的钻头（图4-4-9），根据移植肌腱的直径选用相同直径的钻头，钻取股骨骨道（图4-4-10）。用刨削器清理股骨骨道内碎骨屑（图4-4-11），探查股骨骨道情况（图4-4-12）。

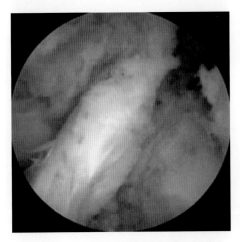

图4-4-6　保留前内侧束重建缺损的
　　　　　后外侧束
清理 ACL 后外侧束的股骨侧与胫骨侧止点，为建立骨道做准备

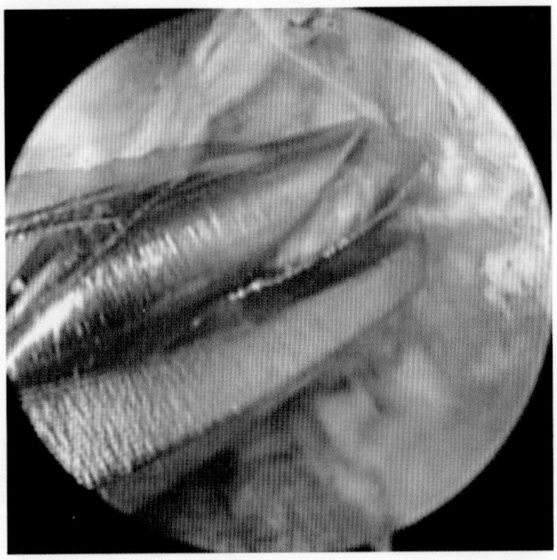

图4-4-7　经前内侧入路插入股骨骨道定位器

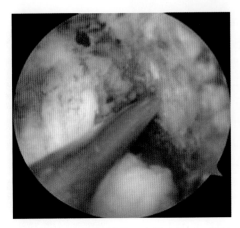

图4-4-8　止点区域钻入直径 2.2 mm 导针
注意前内侧束在导针左侧

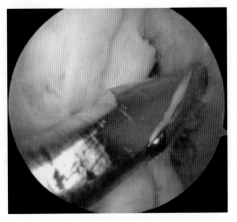

图4-4-9　沿导针钻取直径 4.5 mm 的
　　　　　股骨骨道
注意勿伤及前内侧束

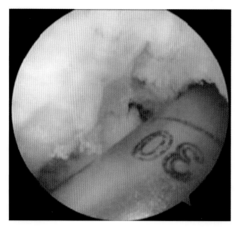

图 4-4-10　股骨骨道长度约为 30 mm，直
径应与移植物相匹配

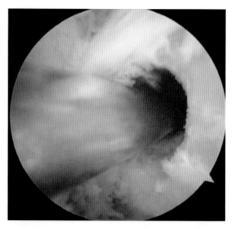

图 4-4-11　用刨削器清理股骨骨道
内碎骨屑

小心地保护视野左侧前内侧束纤维

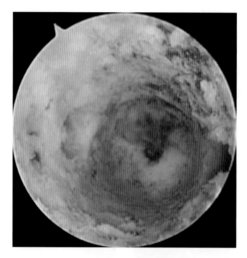

图 4-4-12　探查股骨骨道

可见隧道壁完整，深度适宜

　　2. **钻取胫骨骨道**　经关节镜前内侧入路置入胫骨骨道定位器（图 4-4-13），导针从前内侧束的后方钻出（图 4-4-14）。选取相同直径的钻头，沿导针钻取胫骨骨道（图 4-4-15）。用骨锉修整隧道口边缘（图 4-4-16）。

　　3. **肌腱移植物植入与固定**　将腘绳肌腱编织缝合、预张后，将移植物牵入胫骨与股骨骨道，两端均采用 RigidFix 横钉固定[1]。术毕显示重建的后外侧束张力和形态正常，膝关节伸直位髁间窝无撞击（图 4-4-17，图 4-4-18）。

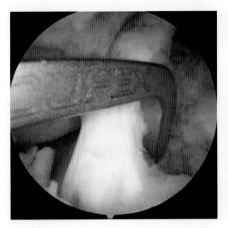 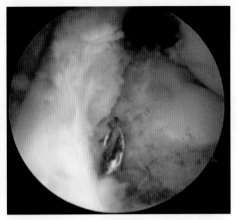

图 4-4-13　将胫骨定位器置于 ACL 前　　　图 4-4-14　导针从 ACL 前内侧束的
　　　　　　内侧束的后方　　　　　　　　　　　　　　后方钻出
可见前内侧束完好　　　　　　　　　　　　注意勿伤及前内侧束止点

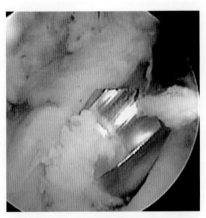

图 4-4-15　沿导针钻取胫骨骨道
可见钻头外露，注意勿伤及前内侧束止点

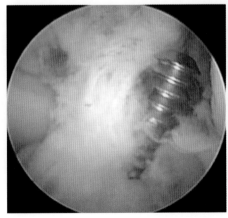 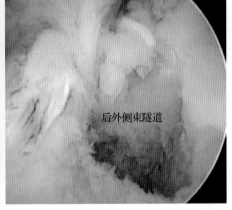

后外侧束隧道

图 4-4-16　用骨锉修整隧道口
隧道口位于前内侧束后外方

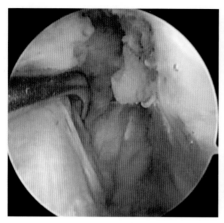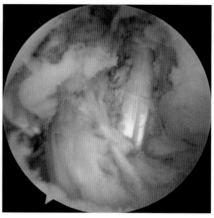

图 4-4-17　术毕探查（一）

重建的后外侧束张力和形态正常，位置良好

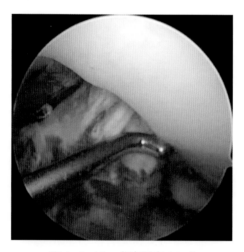

图 4-4-18　术毕探查（二）

膝关节伸直位显示移植物与髁间窝无撞击

【重要提示】

1. 钻取骨道时应特别注意保护好未受伤束的止点。

2. 移植肌腱直径必须与骨道匹配。

3. 不要用射频皱缩残存束或烧灼其表面血管，这样有利于重建束与残留束愈合。

4. 肌腱两端建议采用横钉或悬吊固定。

（刘玉杰　黄长明）

参考文献

[1] QI W, LIU Y J, XUE J, et al. Applying cross-pin system in both femoral and tibial fixation in anterior cruciate ligament reconstruction using hamstring tendons[J]. Arthrosc Tech, 2015, 4(5): e397-402.

第五章　前交叉韧带重建

第一节　骨－髌腱－骨移植物重建前交叉韧带

【手术体位与入路】

患者取仰卧位或仰卧截石位，下肢下垂于床尾（图5-1-1），也可取仰卧水平位，双下肢置于床面上（图5-1-2）。采取膝关节前外侧入路和前内侧入路，必要时加中间辅助入路（图5-1-3），便于观察髁间窝外侧壁进行手术。前外侧入路紧贴髌腱，靠近髌骨位置；前内侧入路偏内，有利于钻取髁间窝外侧壁骨道。

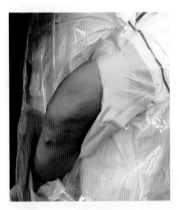

图 5-1-1　手术体位（一）
仰卧位，下肢垂于床尾

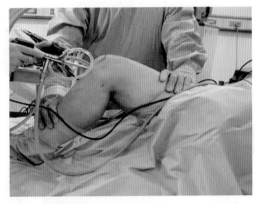

图 5-1-2　手术体位（二）
仰卧水平位，双下肢置于床面上

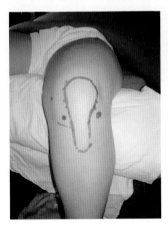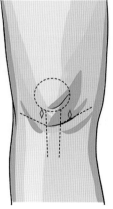

图 5-1-3　手术入路

【关节镜手术探查】

关节镜下探查前交叉韧带损伤情况（图 5-1-4）。对轴移试验阳性的患者，要特别注意半月板前角撕裂（图 5-1-5）、半月板桶柄状撕裂（图 5-1-6）和后根撕裂（图5-1-7）等损伤，以便同期予以手术修复。

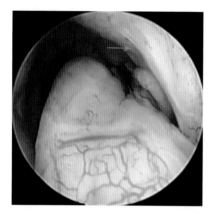

图 5-1-4 ACL 于股骨髁间窝止点撕裂

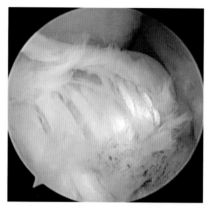

图 5-1-5 半月板前角撕裂呈网状

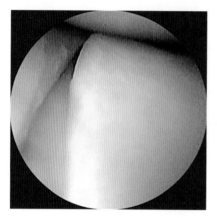

图 5-1-6 内侧半月板桶柄状撕裂

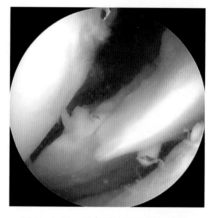

图 5-1-7 外侧半月板后根撕裂

【移植物的制备】

屈膝 90°，从髌骨尖向下 1 cm 至胫骨结节，标记髌骨和胫骨结节预截取的骨道长度，沿髌前正中切开皮肤（图 5-1-8），逐层显露至髌腱边缘。用尖刀纵行切开髌腱，用摆锯和骨刀楔形锯韧带两端骨块（图 5-1-9），切取髌腱中 1/3 肌腱，宽度为 10 mm（图 5-1-10），逐层缝合切口（图 5-1-11）。髌骨骨块长度为 20 ~ 25 mm，胫骨结节骨块长度为 25 ~ 30 mm，用咬骨钳和摆锯修整骨块，用量筒测量移植物直径为 9 ~ 10 mm（图 5-1-12）。

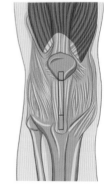

图 5-1-8 标记手术切口
和 B-P-B 切取示意图

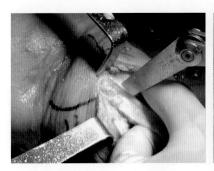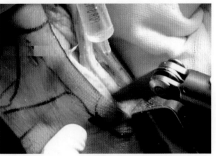

图 5-1-9　切取 B-P-B 两端骨块

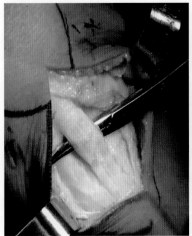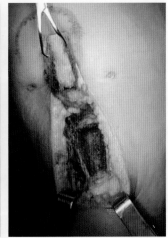

图 5-1-10　切取髌腱中间肌腱组织

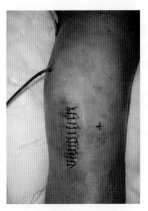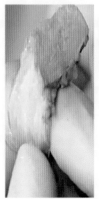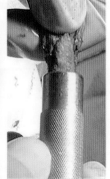

图 5-1-11　取出骨块肌　　　　图 5-1-12　修整骨块

腱移植物，逐层缝合切口　　测量移植物直径为 9 ~ 10 mm

【钻取股骨骨道】

屈膝 90°，外侧入路探查，于住院医师嵴定位。选择在距离后缘 6 ~ 7 mm 前方的住院医师嵴或高位住院医师嵴定位（图 5-1-13）。导针钻经前内侧入路钻取股骨骨道，注意要从不同入路观察股骨定位点（图 5-1-14）。屈膝 120°，经前内侧入路沿导针钻入，如果股骨端采取带袢钢板固定，则需沿导针钻取直径为 4.0 mm 或 4.5 mm 的骨道，测量骨道全长后，钻取 25 ～ 30 mm 股骨骨道（图 5-1-15）。

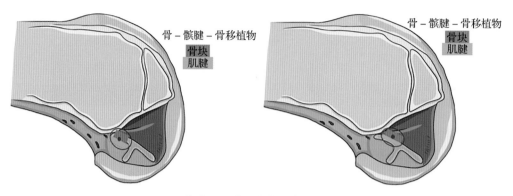

图 5-1-13　住院医师嵴、高位住院医师嵴定位示意图

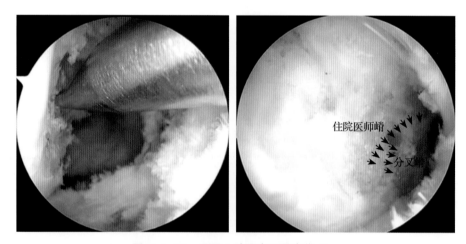

图 5-1-14　不同入路观察股骨定位点

从前外侧入路和前内侧入路分别观察股骨定位点

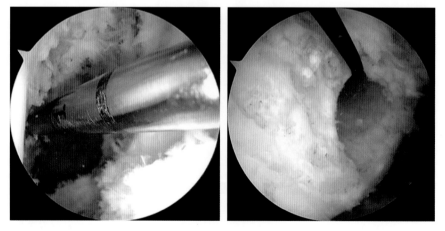

图 5-1-15　钻取股骨骨道

钻头经前内侧入路钻取移植物骨道，内侧入路观察骨道

【钻取胫骨骨道】

屈膝 90°，使用 55°导向器，胫骨骨道外口位于胫骨结节偏内 10 mm 处，内口在后交叉韧带前方 7 ~ 10 mm 处（图 5-1-16），在定位器的引导下钻入导针，沿导针采用胫骨钻头钻取胫骨骨道（图 5-1-17）。

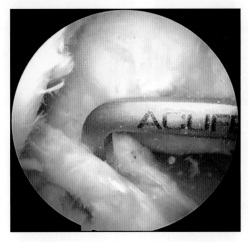 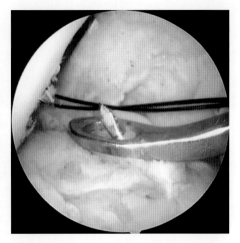

图 5-1-16　ACL 胫骨导向器定位　　　　　图 5-1-17　导针从胫骨骨道内口钻出

【植入肌腱移植物】

将肌腱移植物标记后牵入骨道。移植物胫骨侧骨块植入股骨骨道内，髌骨侧骨块植入胫骨端，可采取带袢钢板或挤压钉固定。用界面钉挤压固定两端肌腱移植物（图 5-1-18）。关节镜下探查移植物张力，膝关节屈伸活动检查有无撞击（图 5-1-19）。

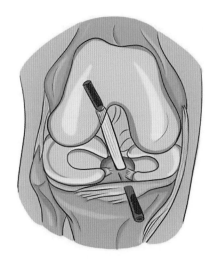 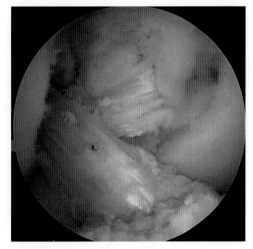

图 5-1-18　固定示意图　　　　　　　　　图 5-1-19　重建术后探查
用界面钉挤压固定两端肌腱移植物　　　骨－髌腱－骨 ACL 重建术后关节镜手术探查移植物张力

术后行膝关节 CT 三维重建（图 5-1-20）和 MRI 检查（图 5-1-21），评估骨道位置、内固定和移植物。

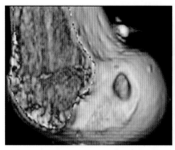 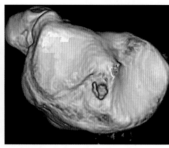 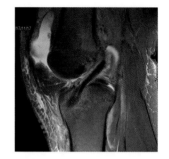

图 5-1-20　ACL 重建术后 CT 三维重建显示骨道情况　　图 5-1-21　术后 MRI 评估
重建的韧带和骨道位置正常

术后康复方案与腘绳肌腱重建 ACL 相似，活动时佩戴支具保护。可以练习早期活动。

【重要提示】

1. 骨 - 髌腱 - 骨是 ACL 重建的坚强移植物，可用于轴移高度阳性的患者[1, 2]。

2. 术中仔细探查半月板损伤，尽量修复，以提高膝关节的稳定性。

3. 术中股骨定位可在住院医师嵴位置或者高于该解剖位置[3]。

4. 股骨端移植物可采取带袢钢板固定或挤压钉固定。

参考文献

[1] NOYES F R,HUSER L E.Rotational knee instability in ACL-deficient knees: role of the anterolateral ligament and iliotibial band as defined by tibiofemoral compartment translations and rotations. Am J Bone Joint Surg, 2017, 99(4): 305-314.

[2] MOON KNEE GROUP.Anterior cruciate ligament reconstruction in high school and college-aged athletes: does autograft choice influence anterior cruciate ligament revision rates?Am J Sports Med, 2020, 48(2): 298-309.

[3] UCHIDA R, SHIOZAKI Y, TANAKA Y, et al.Relationship between bone plug position and morphological changes of tunnel aperture in anatomic rectangular tunnel ACL reconstruction.Knee Surg Sports Traumatol Arthrosc, 2019, 27(8): 2417-2425.

（周敬滨）

（刘玉杰　审校）

第二节　股四头肌腱移植物重建前交叉韧带

【手术体位与入路】

患者取仰卧位或仰卧截石位。为更好地观察髁间窝外侧壁，可以采取膝关节前方三个入路，即前外侧入路（LP）、中间入路（CP）和前内侧入路（AM）（图 5-2-1）。中间入路紧贴髌腱内缘关节间隙位置，可用于探查髁间窝外侧壁和精准定位股骨骨道。

【移植物的制备】

髌骨上极正中纵切口长 6 ～ 7 cm，取股直肌腱宽度为 8 ～ 10 mm。可选择不带骨块的股四头肌腱（图 5-2-2）和带骨块的股四头肌腱（图 5-2-3）。带骨块的股四头肌腱由髌骨上极获得骨块，以保证移植物的长度，但取材时有发生髌骨骨折的风险[1,2]。如果选择不带骨块的移植物，需要术前对肌腱长度进行评估，肌腱长度 >8 cm。

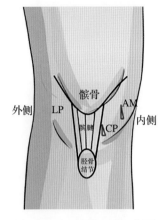

图 5-2-1　手术入路示意图

LP: 前外侧入路；CP: 中间入路；

AM: 前内侧入路

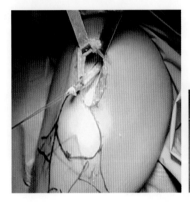

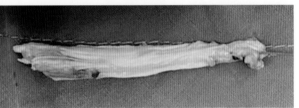

图 5-2-2　不带骨块的股四头肌腱

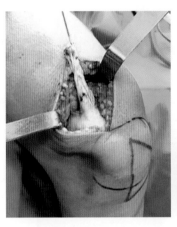

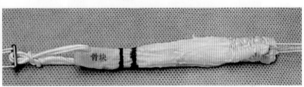

图 5-2-3　带骨块的股四头肌腱

【钻取股骨骨道】

对于髁间窝外侧壁狭窄和骨赘增生者（图 5-2-4），屈膝 90°，取中间入路作为观察通路，通过外侧入路探查，仔细清理髁间窝外侧壁（图 5-2-5），打磨去除增生的骨赘（图 5-2-6），以防止术后髁间窝撞击。如果翻修病例，须将原骨道清晰显露

（图 5-2-7），以便于新骨道定位[3]。由于原骨道破坏了正常的解剖结构，会影响新骨道位置的选择。为此，可以采取术中透视定位的方式辅助定位（图 5-2-8）。透视要求膝关节屈膝 90°完全侧位，股骨内、外侧髁基本重合（图 5-2-8）。

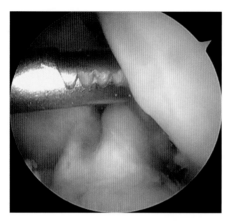
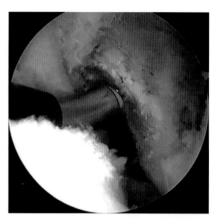

图 5-2-4　髁间窝外侧壁前缘增生的骨赘　　图 5-2-5　射频清理髁间窝外侧壁后缘

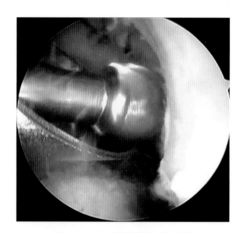

图 5-2-6　磨削增生的骨赘

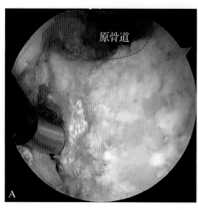
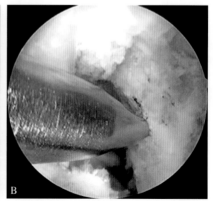

图 5-2-7　标记新骨道位置

A. 翻修病例需要显露出原骨道；B. 根据原骨道位置的不同，选择新的股骨骨道位置

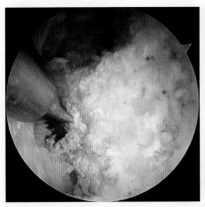
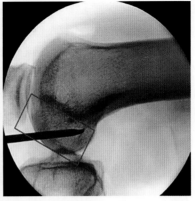

图 5-2-8　术中透视指导股骨骨道定位

　　屈膝 120°，经前内侧入路钻入导针（图 5-2-9），沿导针钻取直径 4.0 mm 或 4.5 mm 的骨道（图 5-2-10）。测量骨道全长后，钻取与移植物直径相同的股骨骨道（图 5-2-11）。翻修时，为避免骨道相通，先用直径较小的钻头钻取骨道，然后小心地钻取与移植物直径相同的骨道（图 5-2-11）。

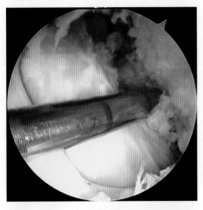
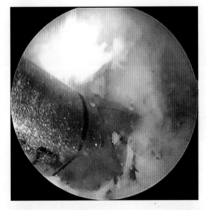

图 5-2-9　经前内侧入路钻入导针　　　图 5-2-10　钻取直径 4.5 mm 的骨道

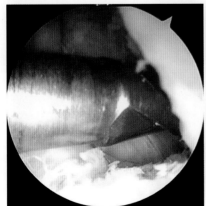
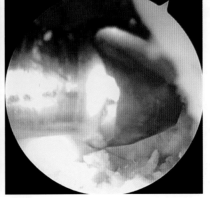

图 5-2-11　分级钻取与移植物直径相同的骨道

钻取好股骨骨道后，关节镜检查股骨骨道（图5-2-12）和骨道后壁的情况（图5-2-13）。若为翻修病例，则应检查新、原骨道（图5-2-14），避免骨道互通，股骨骨道要与股四头肌腱的骨块直径一致，以免移植物植入骨道困难或骨道胀裂。

【钻取胫骨骨道】

可根据胫骨 ACL 残端行骨道定位（图5-2-15）。如果为翻修病例，可先探查原骨道位置（图5-2-16）。屈膝90°，使用55°胫骨导向器钻入导针，钻取胫骨骨道。翻修病例如果原胫骨

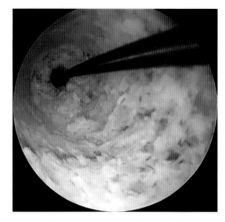

图5-2-12　检查股骨骨道

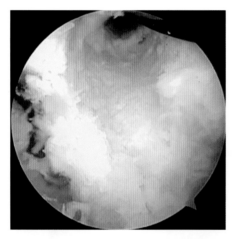

图5-2-13　观察股骨骨道后壁厚度

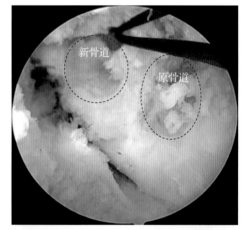

图5-2-14　新骨道与原骨道位置

翻修病例观察新骨道与原骨道的位置，避免骨道相通

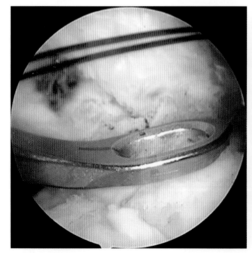

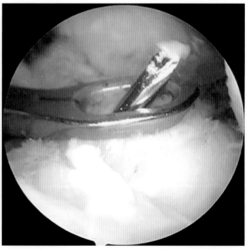

图5-2-15　胫骨骨道定位

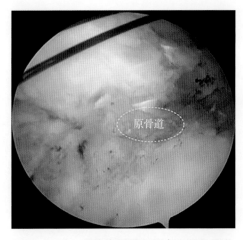

图 5-2-16　翻修病例需要探查原胫骨骨道
位置

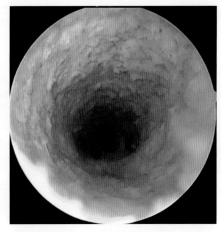

图 5-2-17　新胫骨骨道

观察胫骨骨道，避免与原胫骨骨道贯通

骨道位置理想，可以选择同一骨道。如果位置偏离正确位置，则需要另行钻取胫骨骨道。将关节镜插入骨道，进一步探查两骨道是否相通（图 5-2-17）。

【肌腱移植物植入】

将移植物进入股骨骨道的部位标记好，将移植物牵入骨道。移植物骨块一般固定于股骨骨道内，可采取带祥钢板固定或挤压钉固定，全范围屈伸膝关节 20～30 次，胫骨端用挤压钉或带鞘挤压钉固定。关节镜下探查移植物张力，观察膝关节屈伸活动有无撞击（图 5-2-18）。

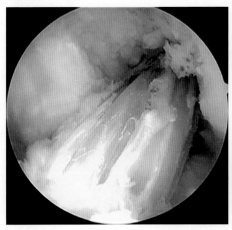
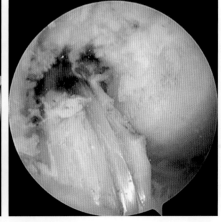

图 5-2-18　术后移植物

关节镜外侧和内侧入路观察移植物张力和有无撞击

【术后影像学检查】

观察重建的 ACL 和骨道位置（图 5-2-19）。术后康复方案与单束重建相同，活动时佩戴支具保护。可以练习早期活动[4]。

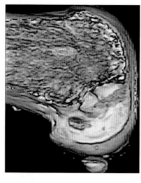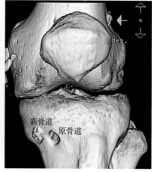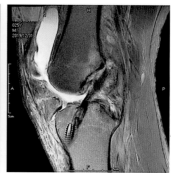

图 5-2-19　术后影像学评估

术后 CT 三维重建和磁共振成像评估重建的韧带和骨道位置正常

【重要提示】

1. 股四头肌腱可作为 ACL 重建或 ACL 翻修的移植物。
2. 取带骨块股四头肌腱时注意避免髌骨骨折；不带骨块的移植物长度＞8 cm。
3. 翻修手术可以采取术中透视辅助定位的方式。
4. 带骨块的移植物可采取带祥钢板固定或挤压钉固定。

参考文献

[1] ANDREW J, MUSAHL V, SLONE H. Quadriceps tendon autograft for arthroscopic knee ligament reconstruction: use it now, use it often[J]. Br J Sports Med, 2018, 52(11):698–701.

[2] MOUARBES D, DAGNEAUX L, OLIVIER M, et al. Lower donor–site morbidity using QT autografts for ACL reconstruction[J]. Knee Surg Sports Traumatol, 2020, 28(8): 1–9.

[3] HÄNER M, BIERKE S, PETERSEN W. Anterior cruciate ligament revision surgery: ipsilateral quadriceps versus contralateral semitendinosus–gracilis autografts[J]. Arthroscopy, 2016, 32(11): 2308–2317.

[4] LIND M, NIELSEN T G, SOERENSEN O G, et al. Quadriceps tendon grafts does not cause patients to have inferior subjective outcome after anterior cruciate ligament (ACL) reconstruction than do hamstring grafts: a 2–year prospective randomised controlled trial[J]. Br J Sports Med, 2019, 54(3): 183–187.

（周敬滨　刘玉杰）

第三节　骨栓肌腱结嵌压固定法重建前交叉韧带

【骨栓腘绳肌腱结制备】

取自体半腱肌腱和股薄肌腱并修整肌腱（图 5-3-1），两端用 2-0 爱惜邦不可吸收缝线编织缝合并进行肌腱预张（图 5-3-2）。在双股肌腱的中间打结（图 5-3-3）。测量肌腱和肌腱结的直径（图 5-3-4），四股肌腱直径多为 7 ~ 8 mm，长度为 7 ~ 9 cm，肌腱结的直径为 11 mm。如果肌腱较细或肌腱结与股骨骨道不匹配，可取骨栓 5 mm×10 mm 嵌入肌腱结内并缝合固定，骨栓肌腱结呈"T"形（图 5-3-5），增加抗拉强度。

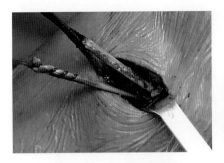

图 5-3-1　取自体腘绳肌腱

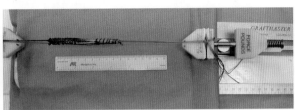

图 5-3-2　肌腱移植物预张

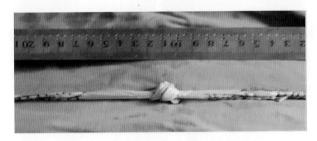

图 5-3-3　在双股腘绳肌腱中点位置打结

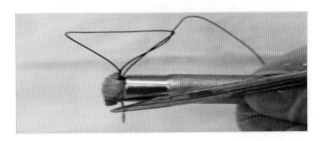

图 5-3-4　使用测量套管测量肌腱结的直径

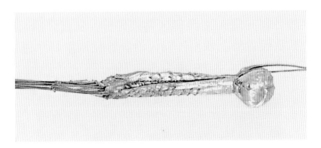

图 5-3-5　骨栓肌腱结外观

【钻取胫骨骨道】

屈膝 90°，关节镜下将定位器置于胫骨髁间棘足印区，钻入导针（图 5-3-6）。取与肌腱直径相同的胫骨钻钻透皮质骨，再用环钻沿导针从胫骨结节内侧钻入胫骨骨道取柱状骨块备用，钻头钻透胫骨骨道（图 5-3-7）。在胫骨骨道外口的下方 10 mm 处，用直径 4.5 mm 的钻头钻孔，用直角钳将上下两个隧道口沟通，从下方骨孔将钢丝从隧道口穿入备用（图 5-3-8）。

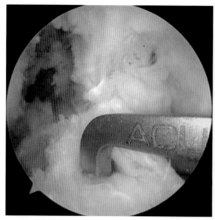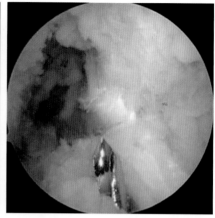

图 5-3-6　胫骨侧定位并钻入导针

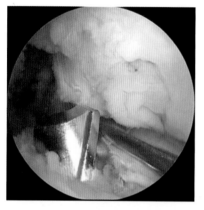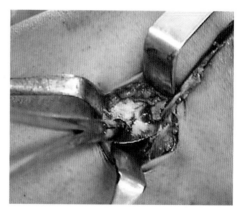

图 5-3-7　钻取胫骨骨道　　　　图 5-3-8　用直角钳将上下两个隧道口沟通

【钻取股骨骨道】

屈膝 120°，在股骨髁间窝 ACL 足印区钻入导针，从股骨髁与股骨干交界处前外钻出，阶梯状联合钻从股骨外上髁由外向内沿导针钻取阶梯状隧道（图 5-3-9）。联合钻的直径上 2/3 段为 11 mm，下 1/3 段为 5 ~ 7 mm。

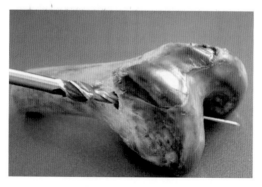

图 5-3-9　阶梯状联合钻从股骨外上髁由外
向内沿导针钻取阶梯状隧道（标本示例）

嵌入器直径比阶梯钻直径大 1 mm，从股骨骨道由外向内击入（图 5-3-10）。关节镜下可以观察到嵌入器的顶端与髁间窝骨皮质平齐（图 5-3-11）。将关节镜插入股骨骨道，显示瓶颈样隧道（图 5-3-12）。将标本劈开，显示成形后的隧道呈瓶颈样（图 5-3-13）。

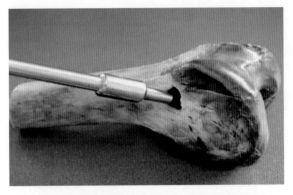

图 5-3-10　用股骨骨道嵌入器从股骨骨道的近端打入隧道内（标本示例）

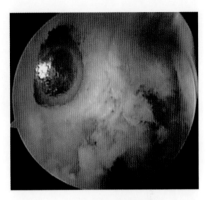

图 5-3-11　关节内观察嵌入器从股骨骨道外口嵌入股骨骨道内口

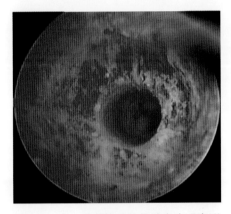

图 5-3-12　关节镜从股骨外向内观察隧道呈阶梯状

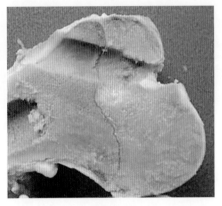

图 5-3-13　将标本劈开显示股骨骨道呈瓶颈样

【肌腱植入与固定】

将肌腱结移植物从股骨骨道外向股骨骨道牵入（图 5-3-14），肌腱进入关节腔（图 5-3-15）再牵入胫骨骨道。术者拉紧肌腱末端牵引线，屈伸膝关节 20 次（图 5-3-16）。通过股骨骨道外口插入嵌入器，顶压骨栓肌腱结，将其完全嵌入瓶颈样股骨骨道内（图 5-3-17）。

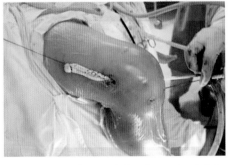

图 5-3-14　牵引肌腱移植物从股骨骨道外进入胫骨骨道

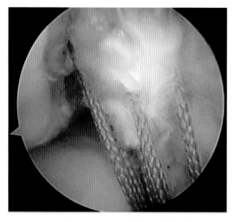

图 5-3-15　肌腱进入关节腔

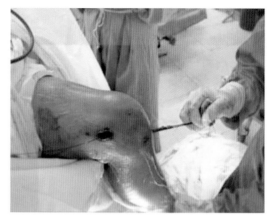

图 5-3-16　拉紧肌腱移植物缝线，使肌腱结进入
瓶颈样股骨骨道

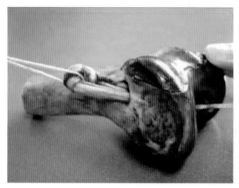

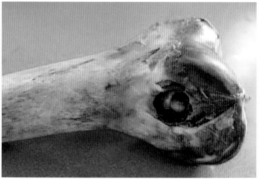

图 5-3-17　标本示肌腱牵入股骨骨道，肌腱结完全嵌入瓶颈样股骨骨道内

关节镜下检查肌腱移植物张力良好、无撞击（图 5-3-18）。将肌腱尾端缝线分两股分别从胫骨骨道和下方的骨孔穿出，在骨桥上打结固定（图 5-3-19），胫骨侧也可以采用可吸收界面螺钉固定。术毕将碎骨填入股骨骨道。术后进行 X线（图 5-3-20）和 MRI（图 5-3-21）检查，复查固定情况良好，术后 3 个月膝关节功能恢复正常（图 5-3-22）。

【术后处理】

术后膝关节采用卡盘支具保护，早期进行股四头肌等长收缩练习及直腿抬高锻炼，前 2 周内活动范围 45°，6 周时屈曲活动度超过 90°，8 周

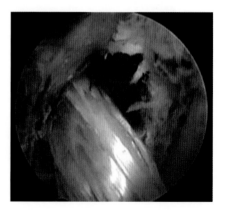

图 5-3-18　关节镜下检查肌腱移植物
无撞击

时做全幅度活动。术后可扶拐部分负重下地活动，2 个月后逐渐完全负重。

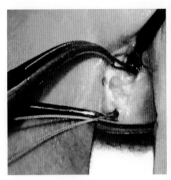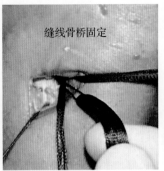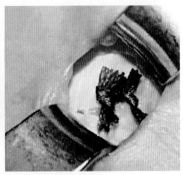

缝线骨桥固定

图 5-3-19　将肌腱尾端缝线分两股分别从胫骨骨道
和下方的骨孔穿出，在骨桥上打结固定

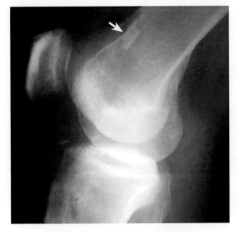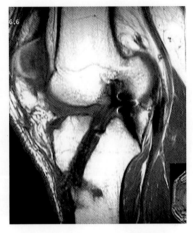

图 5-3-20　术后 X 线图像　　　　图 5-3-21　术后 MRI 图像
显示骨栓肌腱结嵌入隧道位置　　　　显示重建的 ACL

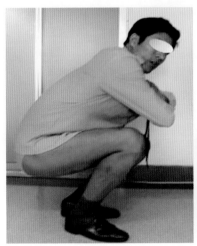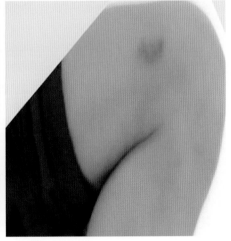

图 5-3-22　术后 3 个月膝关节屈伸功能良好

【重要提示】

1. 为了维持移植肌腱的张力，防止韧带松弛，肌腱移植物必须进行预张。

2. 肌腱结打在肌腱的中间，避免打在肌腱末端肌腱结滑扣。

3. 股骨骨道呈瓶颈状，骨栓肌腱结与股骨骨道相匹配，可完全嵌入瓶颈处。

4. 骨道的直径与移植肌腱的直径要一致。

5. 不做髁间窝成形，保留坚硬的皮质骨，有利于巩固隧道口的强度。

6. 胫骨端固定，四股肌腱分为两股／组，从上下两骨道口穿出，在骨桥上打结、缝合固定。

7. 必要时可加用可吸收界面螺钉挤压固定，尾线在骨桥上打结固定。

8. 瓶颈样隧道也可采用带髌骨块的股四头肌腱移植。

（齐　玮　刘玉杰）

第四节　袢钢板固定重建前交叉韧带

【腘绳肌腱移植物制备】

关节镜检查证实 ACL 损伤后，取半腱肌腱和股薄肌腱，进行肌腱编织缝合。测量移植物的长度（图 5-4-1）、直径（图 5-4-2）后进行肌腱预张备用。

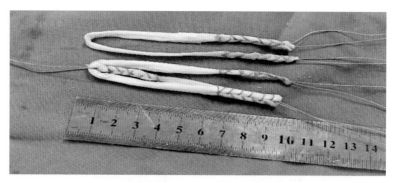

图 5-4-1　测量肌腱移植物长度

使用直尺测量编织韧带长度

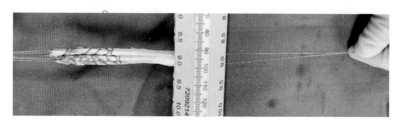

图 5-4-2　测量移植肌腱直径

使用测量器测量编织韧带的直径

【钻取胫骨骨道】

从膝关节内侧入路插入 ACL 定位器，于 PCL 前方 7 mm、胫骨平台的中心点作为胫骨骨道内口（图 5-4-3），隧道外口位于胫骨前内侧面。从外向内钻入导针（图 5-4-4），选用与移植物直径相同的空心钻沿导针钻取胫骨骨道，清理骨道碎屑及内口软组织（图 5-4-5）。

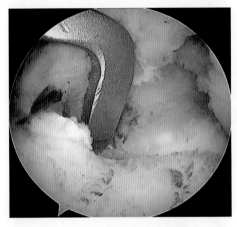

图 5-4-3 胫骨骨道内口定位

PCL 前方 7 mm、胫骨平台中心点

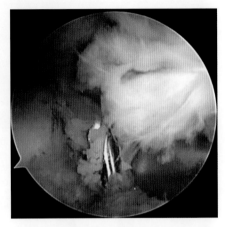

图 5-4-4 胫骨骨道钻入导针

沿定位器从外向内钻入导针

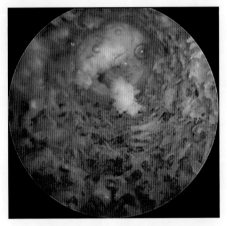

图 5-4-5 检查胫骨骨道

钻取的骨道，清理关节内及骨道的碎屑

【钻取股骨骨道】

显示 ACL 髁间窝附着处，即股骨骨道内口（图 5-4-6）。从 AM 插入股骨"牛眼"定位器，其尖端置于已标记的股骨骨道后过顶点（图 5-4-7）。屈曲膝关节110°，沿导向器钻入导针（图 5-4-8），用直径为 4.5 mm 的钻头钻透股骨皮质（图 5-4-9）。测量股骨骨道长度（图 5-4-10），根据隧道长度和移植物直径，选择合适的 EndoButton 袢的长度和钻头直径，再钻取股骨移植物隧道（图 5-4-11）。如果隧道过短，可选择 EndoButton 可调袢固定，确保移植物在股骨骨道内 2 cm。

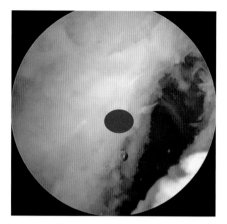

图 5-4-6　股骨定位点

红点显示髁间窝 ACL 附着处，即股骨骨道内口

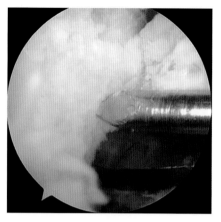

图 5-4-7　股骨骨道定位

在股骨定位器的引导下定位股骨骨道内口

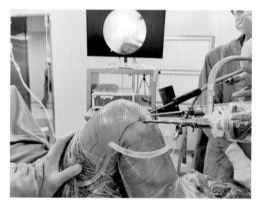

图 5-4-8　股骨骨道钻入导针

膝关节屈曲 110°，沿导向器钻入导针

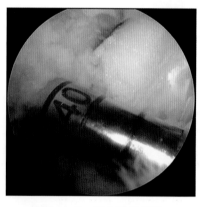

图 5-4-9　建立股骨骨道

用直径 4.5 mm 的钻头钻透股骨皮质

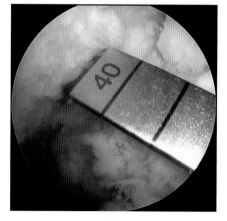

图 5-4-10　测量股骨骨道长度

用测深器从内向外测量股骨骨道的长度

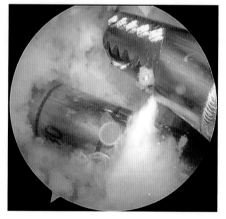

图 5-4-11　建立股骨骨道

用与移植物直径相同的钻头钻取股骨骨道

【移植物植入】

　　将带线导针从膝关节内侧入路引入股骨骨道，从大腿前外侧皮肤穿出，用抓线器将缝线从胫骨骨道引出体外（图5-4-12）。将肌腱从胫骨骨道经关节腔牵入股骨骨道（图5-4-13）。拉紧缝线，翻转固定 EndoButton 紧贴股骨外侧皮质（图5-4-14）。将胫骨端肌腱拉紧，膝关节屈伸活动 20 次进行预张，将四股肌腱分开并插入导针行 Intrafix 固定（图5-4-15）。术后关节镜检查见图5-4-16。

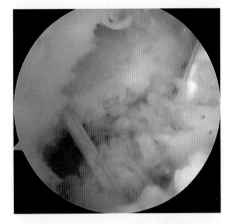

图 5-4-12　引入移植物牵引线

将牵引线经关节腔分别引出股骨、胫骨骨道外

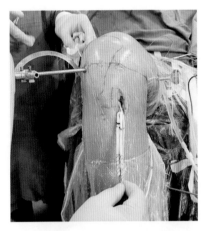

图 5-4-13　引入移植物

将肌腱从胫骨骨道经关节腔牵入股骨骨道

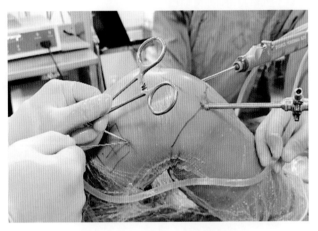

图 5-4-14　股骨端翻转袢钢板

肌腱牵入股骨骨道后拉紧缝线，翻转固定 EndoButton

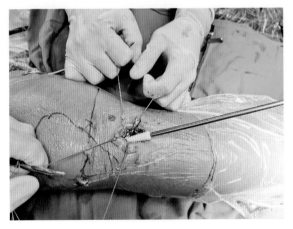

图 5-4-15　胫骨端移植物固定

采用 Intrafix 固定

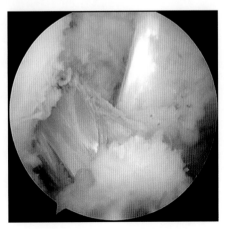

图 5-4-16　术后关节镜检查

显示重建后的 ACL

【重要提示】

1. 钻取股骨骨道深度必须准确，其计算方法为移植物股骨骨道钻取长度 = 股骨骨道长度 - 袢长度 +6 mm，如果计算错误，袢常难以翻转。

2. 确保悬吊钢板紧贴骨皮质，中间不能夹杂软组织。

3. 如果股骨骨道短于 3 cm，建议选用可调袢固定。

（黄长明）

（刘玉杰 审校）

第五节　双横钉固定重建前交叉韧带

【肌腱移植物的制备】

取自体半腱肌腱和股薄肌腱，预张后对折成 4～6 股，长度为 8～9 cm，直径为 7～8 mm，多股肌腱在等张力条件下用 2 号爱惜邦缝线编织缝合肌腱两端，每端编织缝合 30 mm（图 5-5-1）。用 5 号爱惜邦缝线穿入肌腱两端作为牵引线，肌腱植入股骨骨道端 30 mm 处画标记线（图 5-5-2），选择与肌腱移植物直径相同的钻头，钻取股骨和胫骨骨道。

【钻取股骨与胫骨骨道】

屈膝 120°，经膝关节内侧间隙入路插入股骨定位器，在股骨髁间窝 ACL 足印区中心定位，导针钻入股骨髁，针尾端平髁间窝皮质骨，用等长导针测量股骨骨道的长

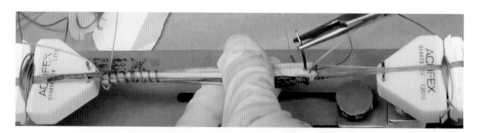

图 5-5-1　肌腱两端编织缝合

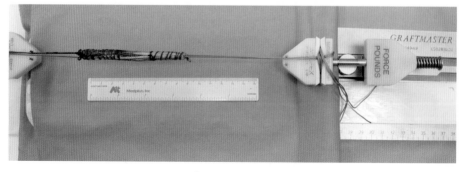

图 5-5-2　牵引预张肌腱移植物并标记

度，即隧道深度（图 5-5-3），取直径与肌腱移植物直径一致的钻头，钻取股骨骨道深 30 mm（图 5-5-4）。

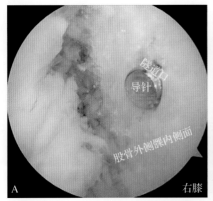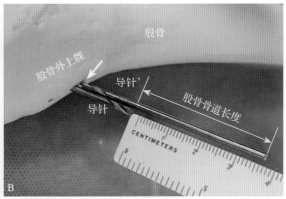

图 5-5-3 股骨骨道长度测算方法

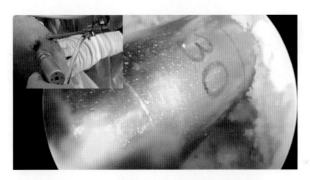

图 5-5-4 经前内侧入路钻取股骨骨道

用 55°胫骨导向器于胫骨髁间棘足印区定位钻入导针（图 5-5-5），沿导针钻取胫骨骨道（图 5-5-6），钻头的直径根据移植肌腱的直径决定。

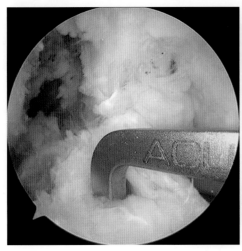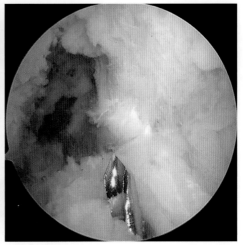

图 5-5-5 胫骨骨道定位

【钻取胫骨与股骨横钉孔】

膝关节屈曲90°，经内侧股骨隧道制备入路，置入RigidFix导向器，钻头沿横钉导向管，从股骨外侧髁向内侧髁方向钻取股骨横钉孔（图5-5-7）。验证横钉孔是否在隧道中心的方法：用一根导针插入中空的导向杆内，导针与横向钉钻相交发生"撞击感"（图5-5-8）；测量横钉导针与RigidFix框架之间的长度是否相等（图5-5-9）；将导针沿横钉孔插入，关节镜插入股骨骨道内，可观察导针是否在隧道的中心（图5-5-10）。如横钉孔不在股骨和胫骨骨道的中央（图5-5-11A），需要调整定位器的位置，在关节镜的监视下，重新钻取横钉孔（图5-5-11B）。胫骨横钉孔钻取，应将导向

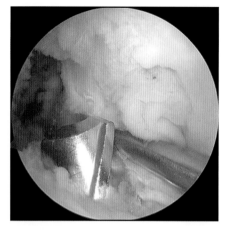

图 5-5-6 钻取胫骨骨道

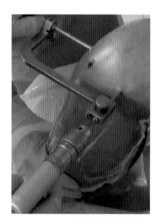

图 5-5-7 钻取股骨横钉孔

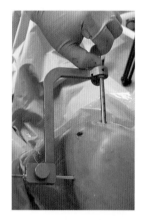

图 5-5-8 导针插入导向杆中心检查"撞击感"

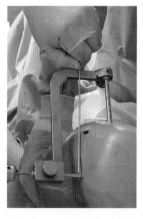

图 5-5-9 检查横钉孔是否穿过股骨骨道

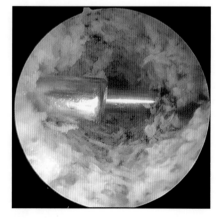

图 5-5-10 关节镜下检查横钉孔的位置

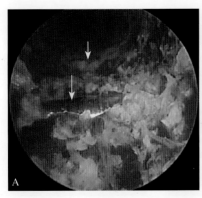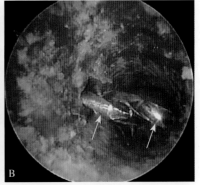

图 5-5-11　关节镜监视下调整横钉孔位置

A. 横钉孔不在股骨和胫骨骨道的中央；B. 在关节镜监视下重新钻取横钉孔

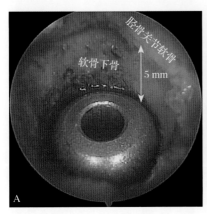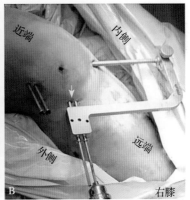

图 5-5-12　横钉胫骨定位器位置

杆顶端置于胫骨骨道内口的软骨下骨距关节软骨约 5 mm（图 5-5-12），如果导向器过深，横钉可能会钻入软骨或关节腔；如果钉孔过浅，则肌腱固定点远离解剖止点，发生雨刷蹦极效应。

【肌腱植入隧道】

肌腱从胫骨骨道经膝关节腔牵入股骨骨道后，分别从股骨横钉孔的近端向远端插入导针，触探是否有触及肌腱的感觉（图 5-5-13），然后再由近端向远端击入 2 枚 RigidFix 横钉。将股骨端肌腱固定好后，在胫骨端拉紧肌腱编织线保持肌腱的张力，屈膝 30°位从胫骨的近端到远端分别击入 2 枚横钉（图 5-5-14）。关节镜下冲洗和清理关节内碎骨屑，探查重建好的 ACL 张力（图 5-5-15），膝关节做屈伸活动，检查有无撞击。

术后必要时放负压吸引管，24 h 后拔除。术

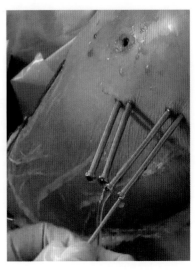

图 5-5-13　通过横钉通道插入导针，触探是否有触及肌腱的感觉

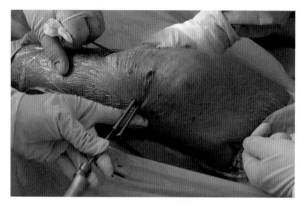

图 5-5-14　胫骨侧固定

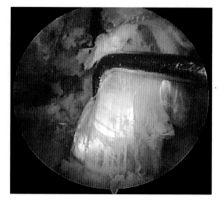

图 5-5-15　探查重建好的 ACL 的张
力，有无髁间窝撞击

后膝关节使用支具伸直位固定 1 周，之后每周调整支具角度一次，分别为 0°～30°、0°～60°、0°～90°，4 周后支具放置在 0°～120° 活动范围，使用支具保护 3 个月。术后进行膝关节屈伸和抬举活动，锻炼股四头肌力。

【重要提示】

1. 严重骨质疏松会降低横钉固定的效果。

2. 多股肌腱移植物必须保持等张受力，否则会影响重建的疗效。

3. 横钉通道和角度的选择不当有可能误伤膝关节周围重要的解剖组织。在安全区内进行横钉固定可以避免医源性损伤。

4. 胫骨端横钉进钉点应在腓骨小头的前方 10 mm，以免误伤腓总神经。

5. 横钉通道必须在股骨与胫骨骨道的中心，否则横钉漏穿肌腱会造成固定失效。

（齐　玮　刘玉杰）

第六节　全关节内技术重建前交叉韧带

【全关节内技术常用特殊器械】

临床常用的 EndoButton 多种多样，EndoButton CL 和 XO Button 属于不可调节袢产品；TightRope RT，ToggleLoc with ZipLoop 属于可调节袢产品（图 5-6-1），其袢的长度在术中可根据需要进行调节。全关节内技术中所用 EndoButton 为可调节袢产品，自带坚固的锁定机制抵抗滑脱，TightRope RT 提供专有的 4 点无结锁定机制，收紧自锁线后可免打结自动锁定（图 5-6-2）。

术中采用倒打钻由内向外技术制备股骨与胫骨骨道（图 5-6-3），其头部可折弯 90°，股骨端导向时使用 4 mm 铲形钻（图 5-6-3），其骨道直径便于 Button 钢板通过。

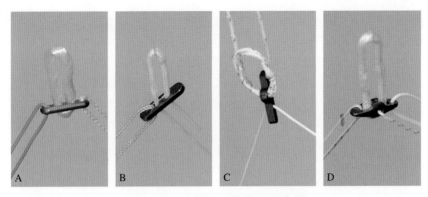

图 5-6-1　常用 EndoButton 产品

A. EndoButton CL; B. TightRope RT; C. ToggleLoc with ZipLoop; D. XO Button

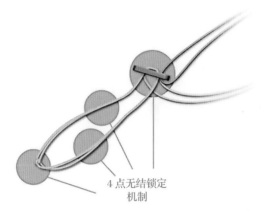

4 点无结锁定
机制

图 5-6-2　TightRope RT 4 点无结自锁设计

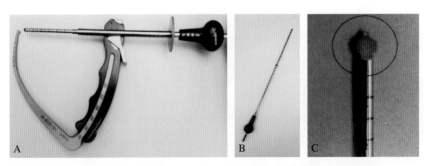

图 5-6-3　全关节内技术所用特殊器械

A. 胫骨定位器; B. 倒打钻; C. 铲形钻

【移植肌腱的制备】

取半腱肌腱作为移植材料，测量其长度（图 5-6-4），将肌腱穿入可调节袢与锁扣钛板相连，环形折叠成 4 股（图 5-6-5）。将肌腱两端用爱惜邦 2-0 缝线各编织缝合 15 mm，测量移植物长度为 6 ~ 6.5 cm，直径为 7 ~ 9 mm，置于平台上预张 10 min（图 5-6-6）。

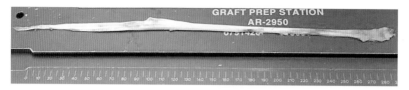

图 5-6-4 测量半腱肌腱的长度

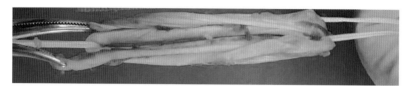

图 5-6-5 将肌腱悬挂于可调节袢锁扣钛板，环形折叠成 4 股

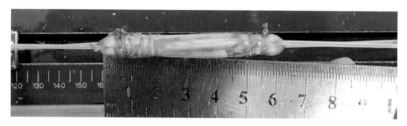

图 5-6-6 肌腱两端编织缝合后进行预张

【钻取骨道】

关节镜下探查 ACL 撕裂情况，陈旧性损伤 ACL 可完全吸收（图 5-6-7）。清理髁间窝显示 ACL 附着处（图 5-6-8）。

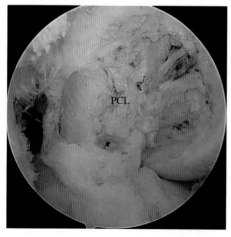

图 5-6-7 ACL 损伤关节镜图像

ACL 残端完全吸收；PCL. 后交叉韧带

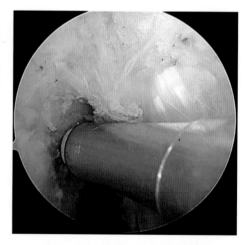

图 5-6-8 清理 ACL 股骨附着点

经前内侧入路置入前交叉韧带股骨定位器，在股骨髁间窝 ACL 足印处用铲形钻由内向外钻入（图 5-6-9）。退出定位器，选择与韧带移植物直径一致的股骨钻，以铲形钻为定位导针，由内向外钻取股骨骨道深度 25 mm（图 5-6-10），留置牵引线。

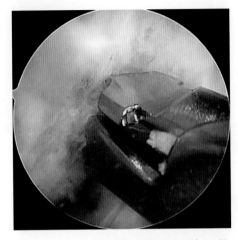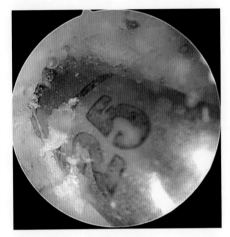

图 5-6-9　用铲形钻与股骨导向器打入股骨骨道导针

图 5-6-10　使用相应的股骨钻沿导钻钻取股骨骨道深度 25 mm

将胫骨定位器置于胫骨平台 ACL 足印附着点（图 5-6-11），选择与移植物直径一致的倒打钻头，从外向内钻入胫骨骨道内口（图 5-6-12），然后将倒打钻头前端调整为 90°（图 5-6-13），将倒打钻头由内向外钻取隧道深度 25 mm（图 5-6-14），将钻头转换变直退出体外（图 5-6-15）。

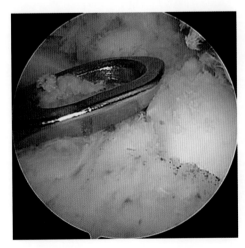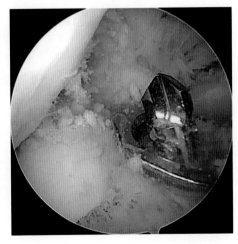

图 5-6-11　定位胫骨骨道内口

图 5-6-12　钻头从胫骨定位器孔钻出

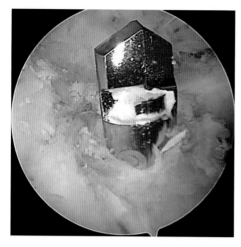 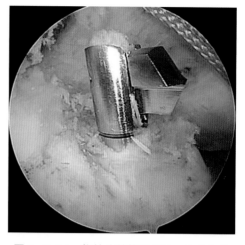

图 5-6-13 移除胫骨定位器显示可折弯钻头 　　图 5-6-14 将钻头转换到 90°，由内向外
　　　　　　　　　　　　　　　　　　　　　　　　　　拉动钻头，钻取胫骨骨道深 25 mm

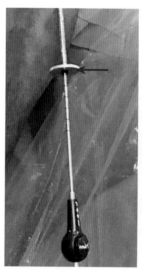 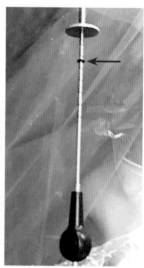

图 5-6-15 钻头标记与套筒平齐位置，退出距离代表制备骨道长度

【肌腱移植物植入】

将股骨与胫骨端的牵引线从膝关节前内口拉出关节外（图 5-6-16），将肌腱移植物两端的可调节袢缝线通过前内入口引入胫骨和股骨骨道外（图 5-6-17），先牵入并收紧股骨端可调节袢缝线，钢板固定好再将肌腱拉入胫骨骨道并收紧缝合袢（图 5-6-18），关节镜下观察肌腱移植物的张力（图 5-6-19）。拍摄 X 线片检查线袢钢板位置（图 5-6-20），MRI（图 5-6-21）显示重建的 ACL 良好。

【重要提示】

1. 肌腱移植物端端缝合牢固，避免线结过多，否则影响肌腱拉入骨道。

2. 肌腱束悬挂时，两端线袢交叉点要置于肌腱束顶点中央，加固缝合两端肌腱时要避免缝住线袢，否则影响自锁线收紧和调节线袢长度。

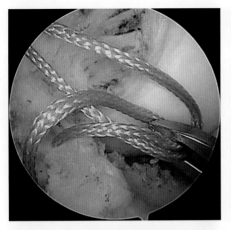

图 5-6-16　用抓钳将胫骨与股骨牵引线
尾端牵出关节腔外

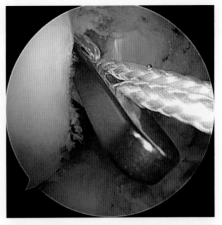

图 5-6-17　牵引线将带袢钢板牵入股骨
骨道外

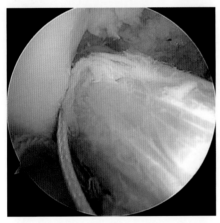

图 5-6-18　将肌腱束拉入骨道

先将肌腱牵入股骨骨道，固定好袢钢板，再将
肌腱拉入胫骨骨道，收紧缝合袢

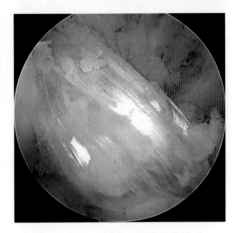

图 5-6-19　探查肌腱移植物张力

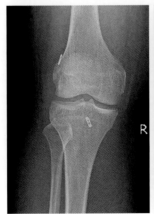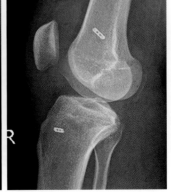

图 5-6-20　术后 X 线图像

显示线袢钢板位置良好

111

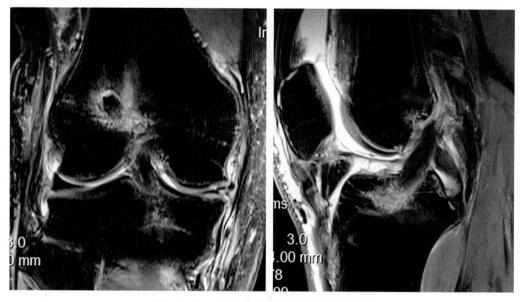

图 5-6-21　术后 MRI 显示重建的韧带位置

3. 肌腱移植物长度以 6 ~ 6.5 cm 为宜，如肌腱过长，肌腱顶住隧道尽头可影响肌腱收紧。

4. 收紧自锁线时，应使两根自锁线长度相等，左右手轮流逐次收紧，使线祥交叉点始终位于中央，否则会导致收紧障碍。

（王明新）

（刘玉杰 审校）

第七节　双束双隧道重建前交叉韧带

【手术体位及入路】

患者取仰卧位或仰卧截石位（图 5-7-1）。为了更好地观察髁间窝外侧壁，可以采取 3 个入路：前外侧入路（LP）、中间入路（CP）和前内侧入路（AM）[1]（图 5-7-2）。中间入路在紧贴髌腱内缘的关节间隙位置，可以用于全面探查髁间窝外侧壁和 AM、PL 的股骨止点（图 5-7-3）[2]。

【手术探查】

关节镜手术探查前交叉韧带损伤位置及残端情况（图 5-7-3），注意半月板、软骨有无损伤，应特别注意半月板根部和半月板 RAMP 区损伤（图 5-7-4）。

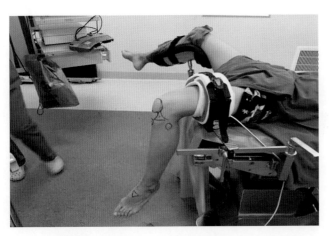

图 5-7-1　仰卧截石位

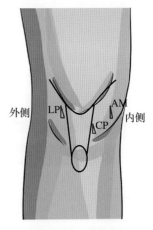

图 5-7-2　手术入路
LP：前外侧入路；CP：中间入路；
AM：前内侧入路

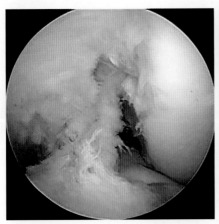
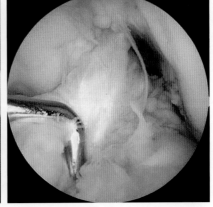

图 5-7-3　中间入路观察
中间入路观察 ACL 残端情况，决定如何保残重建

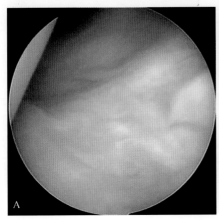
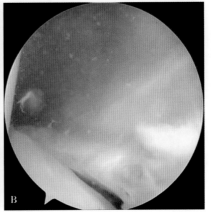

图 5-7-4　探查内侧半月板
A. 完好的内侧半月板 RAMP 区；B. 内侧半月板 RAMP 区损伤

【移植物的选择】

双束解剖重建通常采用腘绳肌腱的半腱肌腱和股薄肌腱，测量肌腱的长度（图5-7-5），将肌腱折成2～3股，长度至少为8 cm。将半腱肌腱移植物制备成直径7～8 mm，将股薄肌腱移植物制备成直径6 mm。

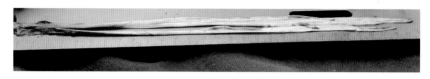

图 5-7-5　测量肌腱的长度

刮除肌腱上的肌肉，测量半腱肌腱和股薄肌腱长度

【钻取股骨骨道】

屈膝90°，取中间入路作为观察通路，根据残端位置结合住院医师嵴等骨性标志进行定位。股骨骨道选在前交叉韧带的直接止点（即住院医师嵴处）钻取（图5-7-6）[3]。

首先进行股骨侧PL骨道定位，沿住院医师嵴在髁间窝外侧分叉嵴略偏前用软骨锥定位（图5-7-7）。屈膝120°，经前内侧入路钻入导针，沿导针钻取直径为4.0 mm或4.5 mm，深度为20～30 mm的骨道。

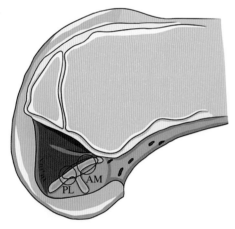

图 5-7-6　AM 和 PL 股骨骨道位置示意图

（红色圈）

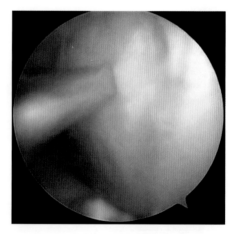

图 5-7-7　PL 股骨骨道定位

股骨侧AM骨道定位，沿住院医师嵴向后，距离PL骨道5～6 mm，进行股骨骨道定位（图5-7-8）。因为AM起主要的生物力学作用，AM位置的选择极为重要。也可以采取术中膝关节侧位透视的方式，以获得接近于IDEAL点的骨道位置（图5-7-9）[4]。屈膝120°，钻取股骨AM骨道（图5-7-10）和探查骨道的后壁。镜下可见PL和AM骨道沿住院医师嵴前后排列[5]（图5-7-11）。

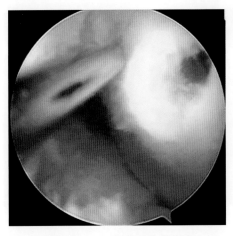

图 5-7-8　AM 股骨骨道定位

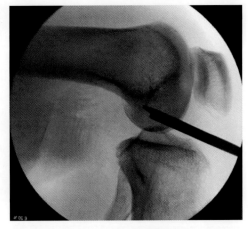

图 5-7-9　术中透视定位

膝关节侧位 X 线检查显示 AM 骨道接近于 IDEAL 点的位置

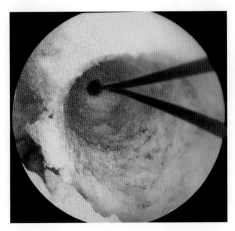

图 5-7-10　关节镜下探查骨道后壁厚度

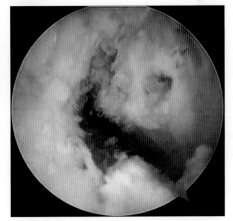

图 5-7-11　股骨双骨道位置

股骨侧 PL 和 AM 骨道沿住院医师嵴前后排列

【钻取胫骨骨道】

根据胫骨 ACL 残端行骨道定位。ACL 胫骨足印区变异较大，大多呈长条带状附着于胫骨平台，PL 偏后外，AM 偏前内（图 5-7-12）。屈膝 90°，根据 PL 的残端选择中心位置进行定位（图 5-7-13）。使用 55° 胫骨导向器，用直径 6 mm 钻头钻取 PL 胫骨骨道，钻取骨道时，PL 胫骨端导向器入路的位置在 AM 骨道的后内方。钻取胫骨 AM 骨道前逐渐伸直膝关节，判断残端的前缘，帮助胫骨侧 AM 定位，避免骨道偏前与髁间窝撞击（图 5-7-14）。选择胫骨残端 AM 中心位置定位（图 5-7-15），用胫骨 55° 导向器，导针由 AM 中心位置穿出，再次伸膝检查与髁间窝有无撞击，钻取胫骨 AM 骨道。

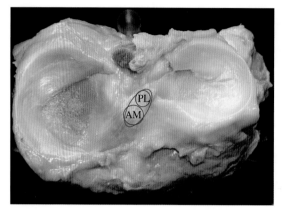

图 5-7-12　胫骨 ACL 足印区

AM 和 PL 前后排列，构成条带样

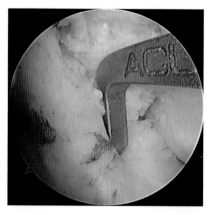

图 5-7-13　胫骨侧 PL 导向器定位点

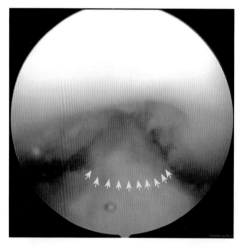

图 5-7-14　判断胫骨骨道前边界

伸直膝关节，判断 ACL 残端前缘，帮助 AM 定位

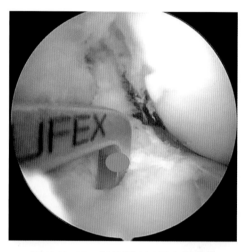

图 5-7-15　胫骨侧 AM 导向器定位

【肌腱移植物植入】

　　首先标记直径为 6 mm 的移植物，将其移入 PL 骨道（图 5-7-16）。然后标记直径为 7 ~ 8 mm 的移植物，将其移入 AM 骨道（图 5-7-17），近端可使用带袢钢板固定。全范围屈伸膝关节 20 ~ 30 次，再次进镜探查移植物情况，PL 屈膝 30° 固定，AM 伸膝 0° 固定。关节镜下冲洗和清理关节内碎骨屑，再次探查 ACL 双束张力，膝关节屈伸活动，检查有无撞击，显示保残重建 ACL 良好（图 5-7-18）。术后影像学检查（图 5-7-19）显示隧道和重建的 ACL 良好。

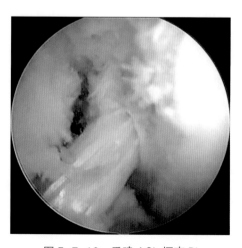

图 5-7-16　重建 ACL 探查 PL

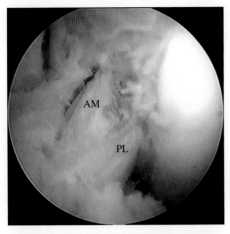 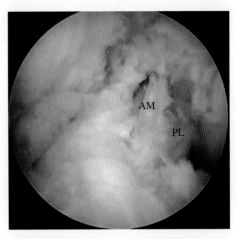

图 5-7-17　探查 ACL 重建后 AM 和 PL　　　图 5-7-18　保留残端双束

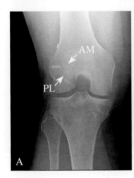 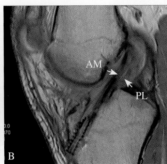 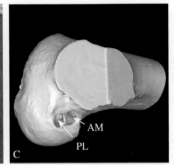

图 5-7-19　术后影像学检查图像

术后 X 线（A）、MRI（B）和 CT 三维重建（C）检查显示隧道和重建的 ACL 良好

【术后处理】

术后进行膝关节 X 线、磁共振成像和 CT 三维重建（图 5-7-19）检查，评估骨道位置、内固定情况和移植物。术后康复方案与单束重建相同，活动时佩戴支具保护。可以练习早期活动。

参考文献

[1] VAN ECK C F, LESNIAK B P, SCHREIBER V M, et al. Anatomic single- and double-bundle anterior cruciate ligament reconstruction flowchart[J]. Arthroscopy, 2010, 26(2):258-268.

[2] FU F H, VAN ECK C F, TASHMAN S, et al. Anatomic anterior cruciate ligament reconstruction: a changing paradigm[J]. Knee Surg Sports Traumatol Arthrosc, 2015, 23(3):640-648.

[3] NAWABI D H, TUCKER S, SCHAFER K A, et al. ACL fibres near the lateral intercondylar ridge are the most load bearing during stability examinations and isometric through passive flexion[J]. Am J Sports Med, 2016, 44(10):2563-2571.

[4] PEARLE A D, MCALLISTER D, HOWELL S M. Rationale for strategic graft placement in anterior cruciate ligament reconstruction: I.D.E.A.L. femoral tunnel position[J]. Am J Orthop, 2015, 44(6):253-258.

[5] PREGASH E, VEENESH S. How to achieve an accurate anatomical femoral tunnel technique in ACL reconstruction in the early years of your consultancy? femoral offset aimer technique: consistent and reproducible technique[J].J Knee Surg, 2020, 33(12):1201-1205.

（周敬滨）
（刘玉杰审校）

第八节　单隧道双束重建前交叉韧带

【股骨 Intrafix 固定特点】

股骨 Intrafix 内固定系统由螺钉和外鞘组成（图 5-8-1），将螺钉植入外鞘内（图 5-8-2），起到挤压固定的作用，且不切割肌腱移植物。

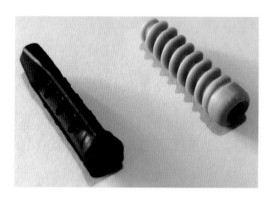

图 5-8-1　股骨 Intrafix 内固定系统

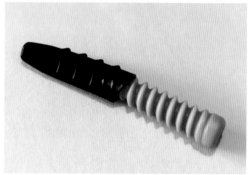

图 5-8-2　股骨 Intrafix 内固定系统：螺钉与外鞘组合体

Flanigan 等[1]研究了股骨 Intrafix 与 EndoButton 钢板及两种横钉固定的生物力学，结果显示，4 种内固定物的失效载荷和位移均无明显统计学差异（$P=0.42$）。Gadikota 等[2]比较了股骨 Intrafix 单隧道双束固定与传统单束单隧道重建 ACL 的生物力学，研究结果表明，股骨 Intrafix 单隧道双束固定克服了单束重建胫骨旋转不稳定的问题，生物力学优于单束单隧道重建 ACL。Femoral Intrafix 与挤压螺钉固定的生物力学研究显示，界面螺钉位移为 3 mm，拔出力为 452 N；股骨 Intrafix 位移为 1 mm，拔出力为 800 N。

总之，股骨 Intrafix 的特点：改善前交叉韧带止点的覆盖位置；确保移植物均匀分布于骨道四周；有效地控制前内侧束和后外侧束的定位（图 5-8-3）。

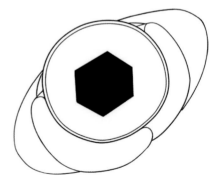

图 5-8-3　股骨 Intrafix 固定示意图

【植入物大小选择】

股骨 Intrafix 主要分为两大类，即较"坚硬"系统（适用于骨质较硬时）和标准系统。医师根据骨的质量选择合适的分类。将外鞘试模插入移植物的骨道之间，用锤子敲击，直至外鞘试模的肩部完全插入。当外鞘试模完全插入骨道时，插入器上的激光标记应该不能被看见。此外，外鞘试模的肩部应该与骨道口平齐或略深一点，以轻微扩大骨道口，便于股骨 Intrafix 外鞘的置入。

应该用适中的力量使外鞘试模完全进入骨道。如果外鞘试模合适，选择相同大小的标准系统。如果骨质很硬，则选择"坚硬"系统，植入物规格按照表 5-8-1 所示（螺钉尺寸减小 1 mm）。如果外鞘试模能很容易地完全进入骨道（即不需要锤子敲击），应使用更大一号的外鞘试模。如果大一号的外鞘试模刚好合适，使用标准系统。如果外鞘试模不能完全放入骨道，移出它，使用与原外鞘试模相应的股骨 Intrafix 系统。从股骨骨道移出外鞘试模（可能需要锤棒），移植物应紧贴于股骨骨道的后部。

表 5-8-1　植入物规格指导表

肌腱 （mm）	隧道 （mm）	试模 （mm）	系统	植入物
7	8	7 ~ 7.5	7 ~ 7.5 "坚硬"系统	7 mm 外鞘，6 mm 螺钉
7.5	8.5		7 ~ 7.5 标准系统	7 mm 外鞘，7 mm 螺钉
8	9	8 ~ 8.5	8 ~ 8.5 "坚硬"系统	8 mm 外鞘，7 mm 螺钉
8.5	9.5		8 ~ 8.5 标准系统	8 mm 外鞘，8 mm 螺钉
9	10	9 ~ 10	9 ~ 10 "坚硬"系统	9 mm 外鞘，8 mm 螺钉
9.5	10.5		9 ~ 10 标准系统	9 mm 外鞘，9 mm 螺钉
10	11		9 ~ 10 标准系统	9 mm 外鞘，9 mm 螺钉

【腘绳肌腱移植物制备】

关节镜检查证实 ACL 损伤后，先取出半腱肌腱和股薄肌腱，由助手进行肌腱编织。将肌腱的两端编织后合成一股，将肌腱移植物置于单根 2 号合成外科缝线（Orthocord）上对折，在近端 33 mm 处标记，从对折处向两侧编织，直至 30 mm 处（图 5-8-4）；测量四股移植物的长度、直径，将肌腱置于牵引器进行预张备用。

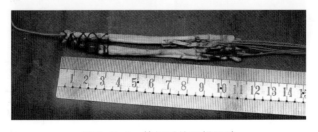

图 5-8-4　编织后的腘绳肌腱

【胫骨骨道定位与钻取】

膝关节屈曲 90°，从膝关节内侧入路插入 ACL 定位器，置于 PCL 前方 7 mm、胫骨平台的中心点（图 5-8-5）。隧道外口位于胫骨前内侧面，沿定位器从外向内钻入导针，空心钻沿导针钻取胫骨骨道，清理骨道碎屑及内口软组织。

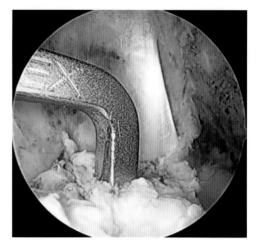

图 5-8-5　胫骨骨道内口定位

【股骨骨道定位与钻取】

用射频等离子刀标示 ACL 髁间窝附着处，即股骨骨道内口（图 5-8-6）。从 AM 插入股骨"牛眼"定位器，其尖端置于已标记的股骨骨道后方过顶点（图 5-8-7）；根据骨道直径选择瞄准器（表 5-8-2）。屈曲膝关节 110°，沿瞄准器钻入导针。股骨钻沿导针经 AM 钻取股骨骨道（图 5-8-8），深度为 30 mm，选取的空心钻直径比移植物直径大 1 mm。再用直径 4.5 mm 的钻头钻透股骨皮质，作为肌腱移植物牵引线通道。

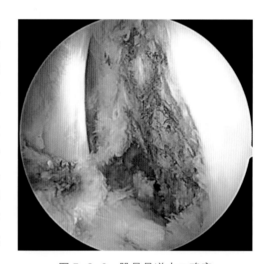

图 5-8-6　股骨骨道内口确定

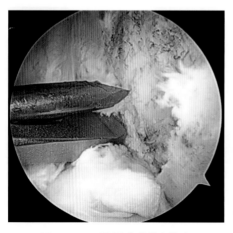

图 5-8-7　股骨端隧道定位点

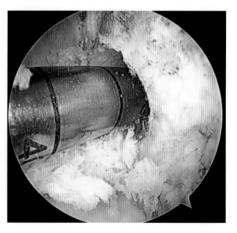

图 5-8-8　建立股骨骨道

表 5-8-2　股骨瞄准器规格与骨道大小的关系（mm）

骨道	股骨瞄准器	后壁
8	6.5	2.5
8.5	6.5	2.25
9	6.5	2
9.5	6.5	1.75
10	7.5	2.5
10.5	7.5	2.25
11	7.5	2

膝关节过屈位，通过膝关节前内侧入路置入股骨定位器，可以较方便地到达股骨外侧髁内缘，用比移植物直径大 1 mm 的股骨钻钻取股骨骨道，确保股骨骨道后壁保留 2 mm 的厚度（图 5-8-9），从而防止骨道后壁的劈裂。

【肌腱移植物植入与股骨 Intrafix 固定技术】

导引针从 AM 引入股骨骨道，从大腿前外侧皮肤穿出，再用抓线器将其从胫骨骨道引出体外（图 5-8-10）。将肌腱从胫骨骨道经关节腔（图 5-8-11）牵入股骨骨道，用探针将移植物前内侧束和后外侧束分开，置于预期的位置（图 5-8-12）。

在股骨骨道外拉紧肌腱牵引线，从 AM 入路将导针插入股骨骨道，沿其插入外鞘试模，将外鞘试模插入移植物和骨道之间，使试模部分置于前内侧束和后外侧束之间并使其分离，用锤子敲击试模，将其完全插入（图 5-8-13）。退出试模后沿导针顺试模置入 Intrafix 外鞘，直至末端进入骨道内 2 mm；取出外鞘插入器，将挤压螺钉（比骨道直径小 1 mm）旋入鞘内（图 5-8-14）。

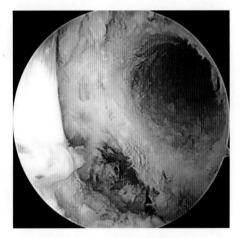

图 5-8-9　股骨骨道建立后
股骨骨道后壁保留 2 mm 的厚度

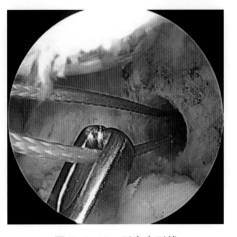

图 5-8-10　引出牵引线
将肌腱牵引线经关节腔引出胫骨骨道

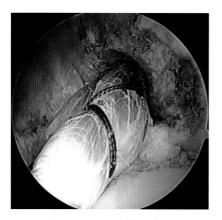

图 5-8-11　移植物引入

牵入肌腱移植物

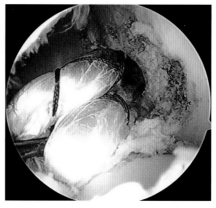

图 5-8-12　移植物分束

用探针将移植物前内侧束和后外侧束分开，
置于预期的位置

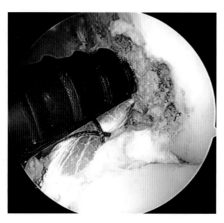

图 5-8-13　置入 Intrafix 外鞘

插入分束外鞘试模后沿导针顺试模置入
Intrafix 外鞘

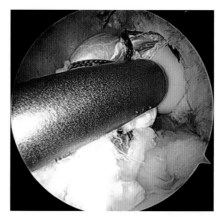

图 5-8-14　螺钉拧入股骨骨道

取出外鞘插入器，将挤压螺钉（比骨道直径
小 1 mm）旋入鞘内

关节镜下探查并调整两束肌腱移植物，使其位于前内侧束和后外侧束的位置（图 5-8-15）。拉紧肌腱移植物，膝关节屈伸活动 20 次，进行预张。确认四股肌腱张开后插入导针，膝关节屈膝 30°，行 Intrafix 固定。再次确认移植物的走行、张力及分束情况。

【重要提示】

1. 钻取股骨骨道深度必须为 30 mm，如果隧道深度小于 27 mm，会导致外鞘试模和外鞘插入困难。

2. 胫骨骨道直径要比移植物大 1 mm，以便移植物的引入和旋转。

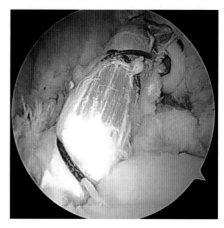

图 5-8-15　关节镜检查

股骨侧固定后前内侧束与后外侧束效果

3. 移植物牵入股骨骨道之前，将前内侧束和后外侧束旋转至预置的位置。

4. Intrafix 系统决定螺钉的大小，通常螺钉与鞘的规格应一致。如隧道骨质很硬，则螺钉直径应比鞘小 1 mm。

参考文献

[1] FLANIGAN D C, KANNEGANTI P, QUINN D P, et al.Comparison of ACL fixation devices using cadaveric grafts[J]. J Knee Surg, 2011, 24(3):175–180.

[2] GADIKOTA H R, WU J L, SEON J K, et al.Single−tunnel double−bundle anterior cruciate ligament reconstruction with anatomical placement of hamstring tendon graft: can it restore normal knee joint kinematics[J]? Am J Sports Med, 2010, 38(4):713–720.

（黄长明　傅仰攀）

（刘玉杰审校）

第九节　人工韧带重建前交叉韧带

【关节镜手术探查】

关节镜手术探查内侧半月板、外侧半月板和后交叉韧带是否完整，前交叉韧带损伤部位与残端情况（图 5-9-1）。急性损伤且残端保留良好者，行人工韧带重建术，如为陈旧性损伤残端吸收者，则行中空人工韧带复合自体肌腱移植重建术。

【人工韧带重建技术】

1. **钻取胫骨骨道**　在关节镜监视下，将定位器从内侧入路插入，导针从 ACL 止点的中心钻出（图 5-9-2）。于胫骨结节旁皮肤切口沿导针用直径 7.5 mm 的空心钻钻取胫骨骨道（图 5-9-3），注意保护 ACL 残端。

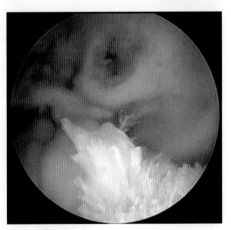

图 5-9-1　关节镜手术探查

显示胫骨 ACL 断裂，有部分残端

2. **钻取股骨骨道**　经膝关节内侧间隙入路插入股骨骨道定位器，于股骨髁间窝 ACL 止点找准靶点，在股骨骨道导向器的保护下钻入导针（图 5-9-4），沿导针钻入直径 4.5 mm 的钻头（图 5-9-5），测量股骨骨道长度。在大腿外侧沿导针用直径 7.5 mm 的钻头向关节腔内钻取股骨骨道（图 5-9-6）。

3. **人工韧带植入**　将牵引线引入股骨和胫骨骨道，将人工韧带一端从胫骨骨道拉入关节腔和股骨骨道（图 5-9-7），调整人工韧带分散部分纤维，使其位于关节腔内（图 5-9-8）。

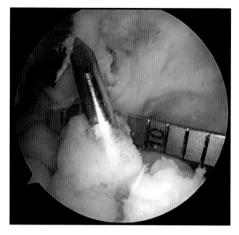

图 5-9-2　胫骨骨道导针钻入

在胫骨 ACL 止点定位打入导针

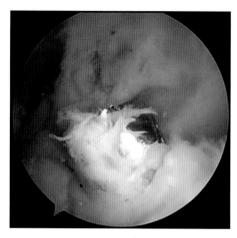

图 5-9-3　胫骨端残端保留

空心钻从 ACL 残端的中心钻出

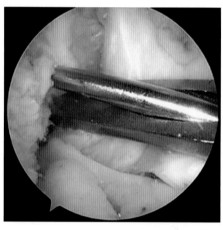

图 5-9-4　股骨端定位

钻入股骨定位导针

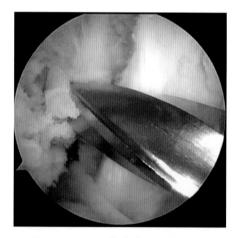

图 5-9-5　股骨端建立隧道（一）

先用直径 4.5 mm 的空心钻从内向外钻取股骨骨道

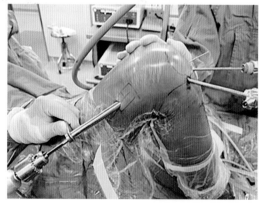

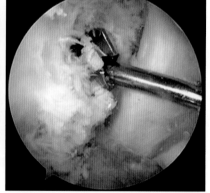

图 5-9-6　股骨端建立隧道（二）

从股骨外上采用直径 7.5 mm 的空心钻头从外向内钻取股骨骨道

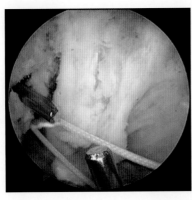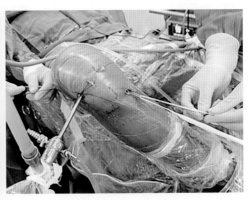

图 5-9-7　引入牵引线

将牵引线引入两侧骨道，用于拉入人工韧带备用

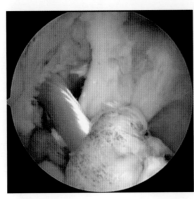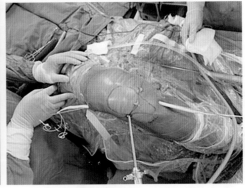

图 5-9-8　引入人工韧带

调整人工韧带分散部分纤维，使其位于关节腔内

4. **人工韧带固定**　隧道内插入导针，用 1 枚直径 8 mm，长 30 mm 的金属界面螺钉从股骨骨道外口沿导针拧入隧道内（图 5-9-9）。于胫骨骨道外口拉紧韧带，调整人工韧带的张力，检查人工韧带是否等长，取 1 枚直径 8 mm、长 30 mm 的界面螺钉，沿导针拧入胫骨骨道内（图 5-9-10）。剪除骨道外人工韧带多余部分（图 5-9-11）。

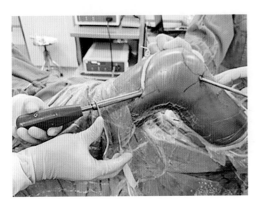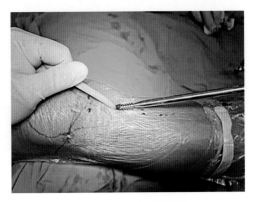

图 5-9-9　股骨端固定　　　　　　　　　　图 5-9-10　胫骨端固定

股骨骨道从外向内拧入界面螺钉　　　　　　　胫骨端拧入界面螺钉

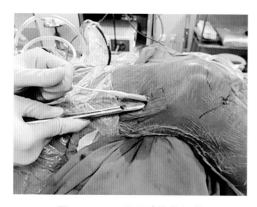

图 5-9-11　股骨端修整韧带

剪除隧道外多余的人工韧带

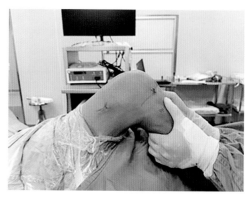

图 5-9-12　术中检查膝关节的稳定性

行抽屉试验，以明确重建韧带的稳定性

术中做抽屉试验（图 5-9-12），检查膝关节的稳定性，缝合切口，手术完成。

【中空人工韧带复合自体肌腱移植重建技术】

1. **肌腱移植物的制备**　关节镜手术探查 ACL 股骨上止点空虚（图 5-9-13），PCL 正常。取腘绳肌腱进行预张，测量长度与直径，编织缝合肌腱两端（图 5-9-14），将肌腱穿入中空人工韧带内备用（图 5-9-15）。

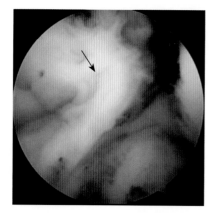

图 5-9-13　关节镜检查

显示 ACL 股骨上止点损伤

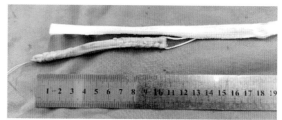

图 5-9-14　中空人工韧带与移植物准备

制备好的腘绳肌腱准备穿入中空人工韧带内

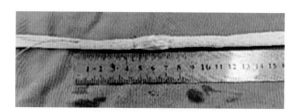

图 5-9-15　中空人工韧带与移植物

将腘绳肌腱拉入中空人工韧带内

2. **钻取骨道** 将胫骨骨道定位器置于 ACL 胫骨止点的中心，钻入导针（图 5-9-16）。选取与移植物直径合适的钻头，沿导针钻取胫骨骨道（图 5-9-17）。胫骨骨道钻取完毕后，观察胫骨骨道情况。

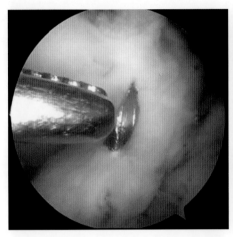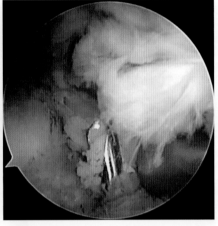

图 5-9-16　胫骨端定位

导针从 ACL 胫骨止点中心钻出

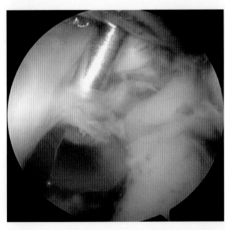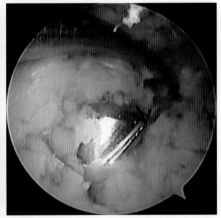

图 5-9-17　胫骨端隧道建立

沿导针钻取胫骨骨道

3. **钻取股骨骨道** 经膝关节内侧入路插入股骨骨道定位器（图 5-9-18），于 ACL 股骨止点找准靶点，在股骨骨道导向器的保护下，钻入直径 2.4 mm 的导针（图 5-9-19），沿导针先钻取直径 4.5 mm 的隧道（图 5-9-20），测量股骨骨道深度（图 5-9-21）。选用与肌腱直径相应的钻头，沿导针钻取股骨骨道（图 5-9-22）。

4. **移植物植入与固定** 将导针和牵引线预置入股骨和胫骨骨道内（图 5-9-23），将移植物引入关节腔内，拉紧移植物的两端，调整位置和张力（图 5-9-24），将金属螺钉沿导针固定于股骨与胫骨两端（图 5-9-25），探查移植物位置和髁间窝是否无撞击（图 5-9-26）。

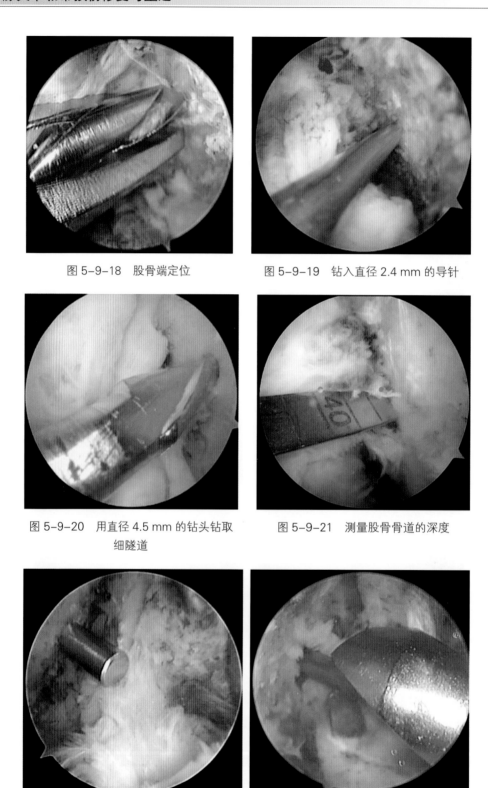

图 5-9-18　股骨端定位　　　　　　图 5-9-19　钻入直径 2.4 mm 的导针

图 5-9-20　用直径 4.5 mm 的钻头钻取　　图 5-9-21　测量股骨骨道的深度
　　　　　　细隧道

图 5-9-22　钻头沿导针从外向内钻取股骨骨道

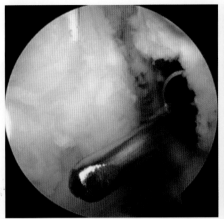
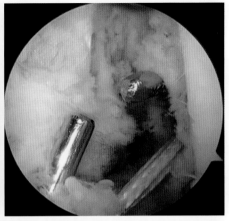

图 5-9-23　移植物引入与固定准备

将导针和牵引线预置入股骨与胫骨骨道内

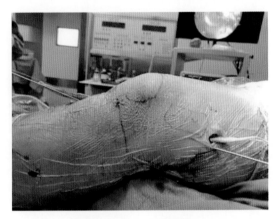

图 5-9-24　引入移植物

拉紧两端，调整移植物的位置和张力

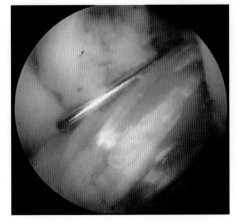
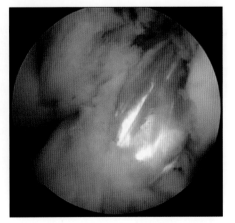

图 5-9-25　固定移植物

沿导针分别用金属螺钉固定股骨与胫骨端人工韧带肌腱移植物

图 5-9-26　关节镜检查

探查中空人工韧带自体肌腱复合移植物重建后的位置与张力良好

5. **术后复查**　术后 X 线检查（图 5-9-27）、CT 三维重建（图 5-9-28）显示螺钉位置正常。

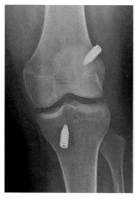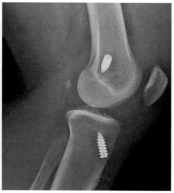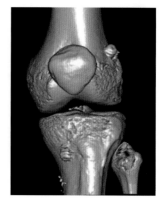

图 5-9-27　术后膝关节 X 线图像
显示两端螺钉固定情况良好

图 5-9-28　术后膝关节 CT
三维重建图像
显示两端螺钉固定情况良好

【重要提示】

1. 注意采用 ACL 等长或类等长技术重建 ACL [1-3]。

2. 钻取骨道时注意保护好 ACL 残端。根据术中情况，人工韧带可以与腘绳肌腱联合使用[4]。

3. 金属锚钉拧入隧道时避免尖端进入关节腔，以免螺纹损伤分散的人工韧带束。

4. 剪除股骨侧人工韧带，勿伤及神经、血管，切勿造成股骨骨皮质损伤。

参考文献

[1] NAU T, LAVOIE P, DUVAL N. A new generation of artificial ligament in reconstruction of the anterior cruciate ligament.Two-year follow-up of a randomised trial[J].Br J Bone Joint Surg, 2002, 84 (3):356.

[2] ZARZYCKI W, MAZURKIEWICZ S, WISNIEWSKI P. Research on strength of the grafts that are used in anterior cruciate ligament reconstruction[J]. Polish Orthop Traumatol, 1999, 64 (3):293-302.

[3] TRIEB K, BLAHOVEC H, BRAND G, et al. In vivo and in vitro cellular in growth into a new generation of artificial ligaments[J].Eur Surg Res, 2004, 36: 148

[4] HAMIDO F, MISFER AK, AL HARRAN H, et al. The use of the LARS ligament to augment a short or undersized ACL hamstrings tendon graft hamstrings tendon graft[J]. Knee, 2011, 18(6): 373-378.

（黄长明　甘志勇　傅仰攀　刘玉杰）

第六章 后交叉韧带重建

第一节 EndoButton 界面螺钉固定重建后交叉韧带

【关节镜检查】

关节镜手术探查 PCL 损伤情况，判定有无半月板或其他韧带损伤。如 PCL 残端完整（图 6-1-1），可采用保残重建技术；如 PCL 残端损伤严重（图 6-1-2），则只行清理后 PCL 重建（图 6-1-3）[1-4]。

【钻取胫骨骨道】

建立胫骨骨道是 PCL 重建的重点。计算好导针进入骨道的长度方法：导针长度 = 瞄准器外套长度 +13.5 cm，经过临床应用，准确无误（图 6-1-4）。经前外侧入路，将关节镜置于 ACL 后方，可以清楚地探及 PCL 胫骨止点的残端（图 6-1-5）。

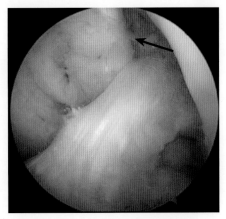

图 6-1-1 关节镜手术探查
前方入路显示 ACL 正常，PCL 损伤残端连续性好

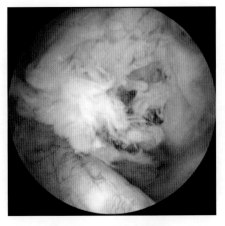

图 6-1-2 关节镜检查
PCL 股骨上止点损伤严重

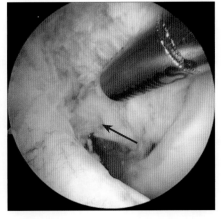

图 6-1-3 保留板股后韧带
清理残端，保留 Wrisberg 韧带（箭头所示）

从前内侧入路将 PCL 胫骨瞄准器置于 PCL 胫骨残端（图 6-1-6），计算出胫骨骨道导针长度，钻入导针，可以在镜下直接观察导针尖端（图 6-1-7），直视下再往后方钻入 1.5 cm（图 6-1-8），便于钻取出胫骨骨道。

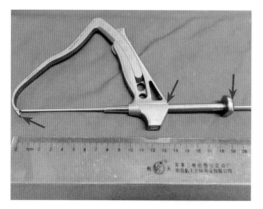

图 6-1-4　导针长度计算方法

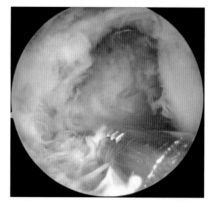

图 6-1-5　髁间入路显露 PCL 方法

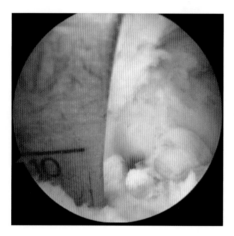

图 6-1-6　放置胫骨瞄准器

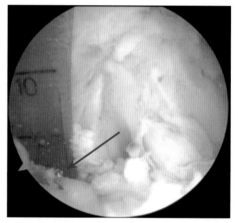

图 6-1-7　胫骨骨道导针钻入

前外侧入路显示导针尖端（箭头处）

采用保护器（图 6-1-9）插入 PCL 的后方保护导针尖端，用保护器与长弯钳钳住导针尖端（图 6-1-10），在双重保护下，采用空心钻钻取胫骨骨道（图 6-1-11）。用刨削器清理胫骨骨道内口（图 6-1-12）。

【建立股骨骨道】

经髌腱正中入路插入关节镜，在股骨导向器的引导下，在股骨内侧髁 PCL 足印区钻入导针（图 6-1-13），用直径 4.5 mm 的空心钻沿导针钻通股骨骨道（图 6-1-14）。测量股骨骨道长度（图 6-1-15），根据隧道长度和移植物的直径，选择合适的钻头钻取股骨骨道（图 6-1-16），保留 PCL 隧道内口残端纤维（图 6-1-17）。

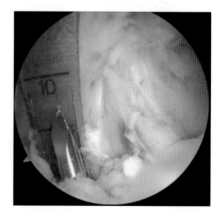

图 6-1-8　钻出胫骨骨道导针

直视下见钻入 1.5 cm 的导针

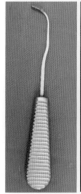
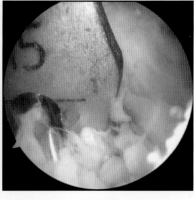

图 6-1-9 保护器

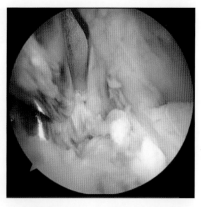

图 6-1-10 双重保护方法

保护器和长弯钳钳住导针尖端，双重保护，
防止钻头误伤后方血管和神经

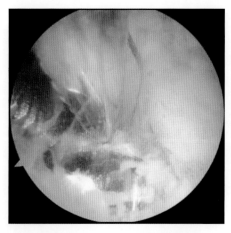

图 6-1-11 钻取胫骨骨道

钻入空心钻，建立胫骨骨道

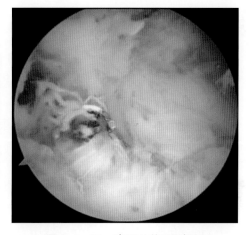

图 6-1-12 清理隧道周围组织

从胫骨骨道插入刨削刀清理胫骨骨道内口

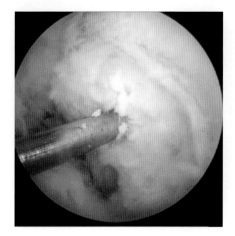

图 6-1-13 股骨骨道定位

在股骨内侧髁 PCL 足印区钻入导针

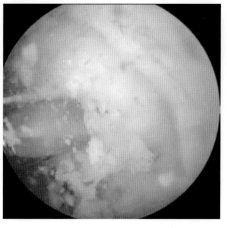

图 6-1-14 建立股骨骨道

采用直径 4.5 mm 的空心钻钻通股骨骨道

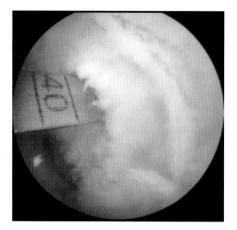

图 6-1-15　测量股骨骨道长度

用测深器测量股骨骨道长度

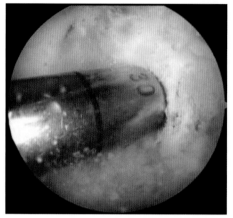

图 6-1-16　钻取股骨骨道

根据隧道长度和移植物的直径，选择合适的钻头钻取股骨骨道

【移植物植入】

导针从前外侧入路引入股骨骨道，从大腿前内侧皮肤穿出（图 6-1-18）。用抓线器从关节腔将引线抓出，放在胫骨骨道内口（图 6-1-19）。在关节镜监视下，用抓线器从胫骨骨道外口插入隧道内口，将引线牵出胫骨骨道外口（图 6-1-20）。

肌腱挂在 EndoButton 袢上，将袢钢板牵引线从胫骨骨道外口经后关节腔牵入股骨骨道内（图 6-1-21）。在股骨内侧隧道外口处用力牵拉袢钢板牵引线，袢钢板进入胫骨与股骨骨道内

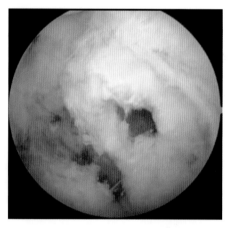

图 6-1-17　股骨骨道建立后情况

保留 PCL 隧道内口残端纤维

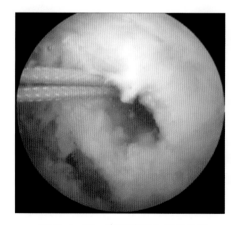

图 6-1-18　牵引线引入股骨骨道

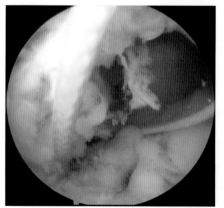

图 6-1-19　胫骨骨道引线方法

将引线放置于胫骨骨道内口，便于引线

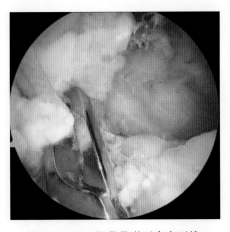

图 6-1-20 胫骨骨道引出牵引线

抓线器经胫骨骨道将引线引出胫骨骨道外口

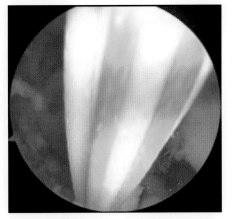

图 6-1-21 引入移植物

将袢钢板牵引线从胫骨骨道外口经后关节腔牵入股骨骨道内

口（图 6-1-22）阻力会加大，拉紧胫骨端肌腱缝线，股骨骨道内口显示肌腱移植物标志线（图 6-1-23），预示袢钢板已经牵出股骨骨道外口。交替牵拉翻袢牵引线，拉紧胫骨端肌腱缝线，膝关节屈伸活动 20 次进行预张，屈膝 30°，行胫骨端肌腱固定。如股骨端骨的质量不佳，必要时股骨端可用袢钢板和带鞘螺钉双重固定（图 6-1-24）。

【内后和内外入路保残重建技术】

关节镜从髌腱正中入路进行观察，从前外侧入路进刨削器，清理 PCL 后上方，显露后内关节腔（图 6-1-25）。从前内侧入路进刨削器，清理、显露后外关节腔（图 6-1-26）。

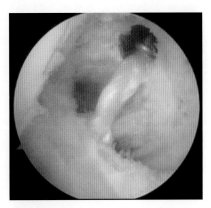

图 6-1-22 袢钢板通过股骨骨道

袢钢板进入胫骨与股骨骨道内口

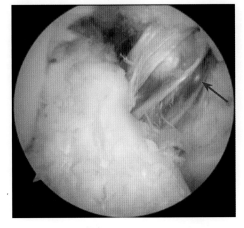

图 6-1-23 移植物引入后情况

箭头示重建的后交叉韧带

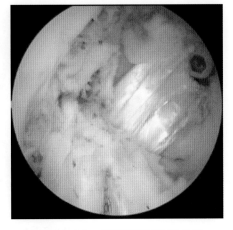

图 6-1-24 带鞘螺钉固定股骨端

显示股骨骨道用带鞘螺钉固定后韧带与固定物情况

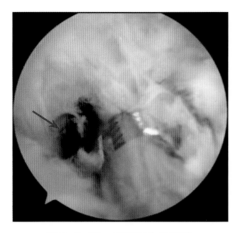
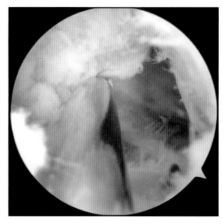

图 6-1-25　显露后内关节腔　　　　　　　图 6-1-26　显露后外关节腔

　　将关节镜从前外侧入路经 ACL、PCL 上方置入后内关节腔，用长注射器针头从膝关节内上方刺入后内关节囊（图 6-1-27），关节镜监视下建立后内侧入路（图 6-1-28）。

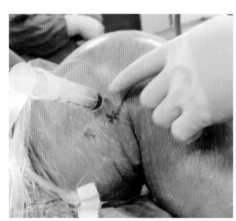
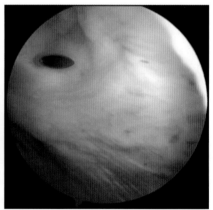

图 6-1-27　长注射器针头刺入后内关节囊，建立后内侧入路

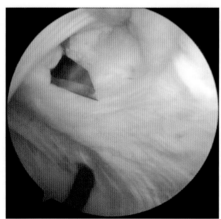
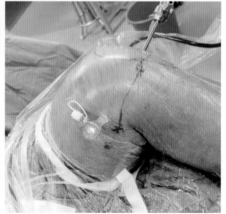

图 6-1-28　关节镜监视下建立后内侧入路

将交换棒从后内侧入路经髁间窝插到后外关节腔，交换棒从后外侧顶起皮肤，用尖刀切开皮肤，沿交换棒旋入工作套筒，建立后外侧手术入路（图6-1-29）。手术操作的5个入路建好后（图6-1-30），从后外侧入路观察，可以清晰地显示PCL的残留纤维（图6-1-31）。

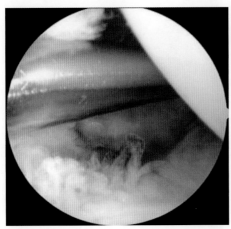
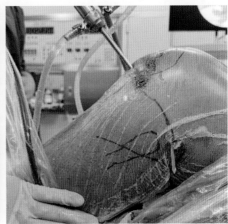

图6-1-29　建立后外侧入路

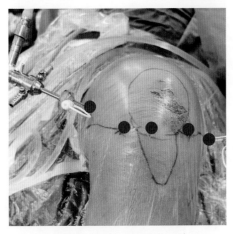
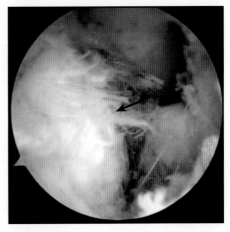

图6-1-30　膝关节镜手术5个入路

从左至右红点表示，后内侧入路、前内侧入路、髌腱正中入路、前外侧入路、后外侧入路

图6-1-31　PCL残端显示法

从后外侧入路可清晰地见到PCL完整的残留纤维

关节镜从后外侧入路观察，从前内侧入路置入PCL胫骨骨道瞄准器于PCL胫骨残端（图6-1-32），在关节镜监视下钻入导针（图6-1-33）。从后内侧入路用直钳钳住导针的尖端加以保护（图6-1-34）。根据移植物的直径选择钻头钻取胫骨骨道。将牵引线贯穿股骨与胫骨骨道（图6-1-35），引入移植物（图6-1-36）。

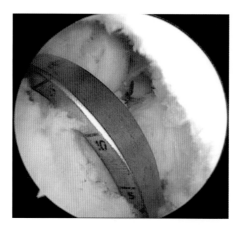

图 6-1-32　胫骨骨道瞄准器放置法

瞄准器放置于 PCL 胫骨残端

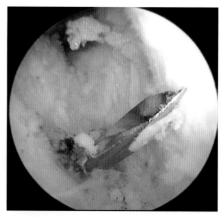

图 6-1-33　钻入胫骨骨道导针

在关节镜监视下钻入导针

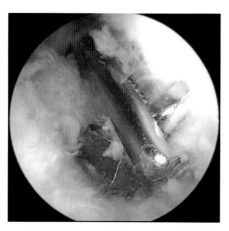

图 6-1-34　建立胫骨骨道

从后内侧入路用直钳钳住导针的尖端加以保护，
钻入空心钻，建立胫骨骨道

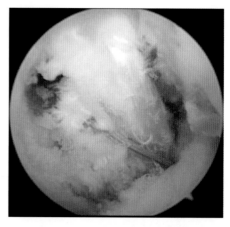

图 6-1-35　引入移植物牵引线

牵引线贯穿股骨与胫骨骨道

术后复查 X 线片（图 6-1-37）、二维 CT（图 6-1-38）或 CT 三维重建（图 6-1-39），以明确内固定物与隧道的位置。

【重要提示】

1. 股骨骨道深度必须准确，如果计算错误，袢常难以翻转。计算方法为股骨骨道钻取长度 = 股骨骨道长度 – 袢长度 + 6 mm。

2. 钻取胫骨骨道时，必须保护好导针尖端再钻取隧道，防止膝后血管和神经损伤。胫骨骨道公式：导针的长度 = 瞄准器外套筒长度 +13.5 cm。

3. 选择合适的手术适应证，钻取隧道注意保护好残存束的上、下止点，避免损伤。

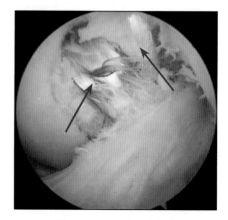

图 6-1-36　引入移植物

关节镜下见重建后残留纤维（红色箭头）与
移植物（紫色箭头）

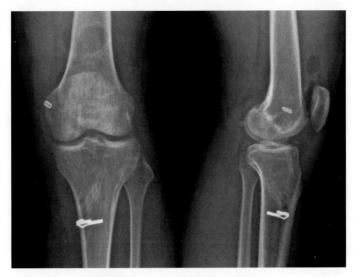

图 6-1-37　术后膝关节 X 线图像

内固定物位置与隧道位置良好

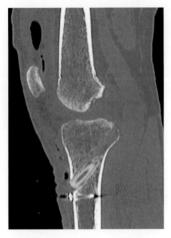

图 6-1-38　二维 CT 图像

胫骨骨道位置良好

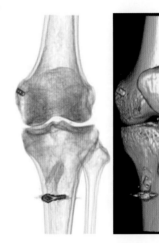

图 6-1-39　CT 三维重建图像

内固定物位置良好

4. 残存纤维不要用射频皱缩，保留好 PCL 残束的毛细血管，有利于腱骨愈合和移植肌腱与残存束愈合。

参考文献

[1] GILL G K, GWATHMEY F W. Revision PCL reconstruction review/update [J].Curr Rev Musculoskelet Med, 2018,11(2) : 320–324.

[2] FANELLI G C, FANELLI M G,FANELLI D G. Revision posterior cruciate ligament surgery [J]. Sports Med Arthrosc Rev, 2017,25(1):30–35.

[3] LEE D W, JANG H W, LEE Y S, et al. Clinical,functional,and morphological evaluations of posterior

cruciate ligament reconstruction with remnant preservation:minimum 2-year follow-up[J].Am J Sports Med, 2014, 42(8): 1822-1831.

[4] SONG J G,KIM H J,HAN J H,et al. Clinical outcome of posterior cruciate ligament reconstruction with and without remnant preservation [J].Arthroscopy, 2015,31(9):1796-1806.

（黄长明　傅仰攀）

（刘玉杰　审校）

第二节　RigidFix 横钉技术固定重建后交叉韧带

【手术探查】

采用连续硬膜外或全身麻醉。患者取仰卧位，消毒铺单，建立膝关节前内侧和前外侧入路。关节镜下清理增生的滑膜组织，检查半月板及软骨是否合并损伤。探查后交叉韧带损伤情况，显示 PCL 变形、松弛（图 6-2-1），探查发现 PCL 股骨止点断裂（图 6-2-2）。

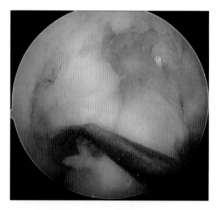

图 6-2-1　关节镜手术探查
见后交叉韧带松弛、变形

【肌腱移植物制备】

取自体半腱肌腱和股薄肌腱编织缝合、预张后，将 EndoButton 线袢悬挂在肌腱上。根据肌腱的质量和所需要的长度，将肌腱移植物对折成 4 ~ 6 股，长度 85 ~ 100 mm，直径 7 ~ 8 mm，在等张力条件下，用 2 号爱惜邦缝线编织肌腱末端的长度为进入胫骨骨道 30 ~ 40 mm（图 6-2-3）。在肌腱移植物上做好标记，备用。选择与肌腱移植物直径相同的钻头，钻取股骨和胫骨骨道。

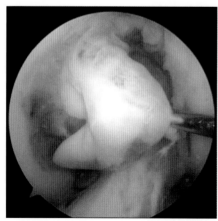
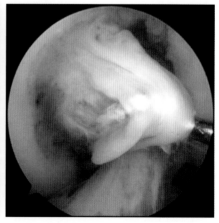

图 6-2-2　关节镜手术探查发现后交叉韧带股骨止点撕裂

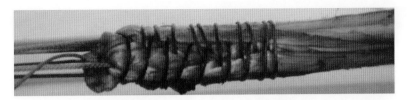

图 6-2-3　编织缝合肌腱末端

【钻取股骨骨道】

显露 PCL 股骨侧解剖足印区，保留 PCL 残端纤维（图 6-2-4），保持半月板股骨韧带的完整性，距股骨关节软骨缘 6 ~ 8 mm 作股骨骨道中心点定位标记（图 6-2-5）。在股骨内侧髁上方做小切口，安放 PCL 股骨导向器，导针由外向内钻入（图 6-2-6）。取直径 4.5 mm 的空心钻由外向内钻透股骨骨道（图 6-2-7），以便于 EndoButton 顺利通过。再取与肌腱移植物直径相同的钻头钻取股骨骨道（图 6-2-8），在关节镜下由内向外观

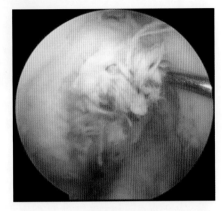

图 6-2-4　保留后交叉韧带残端纤维

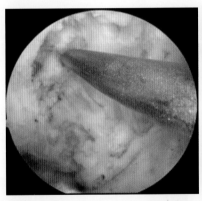

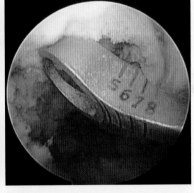

图 6-2-5　在 PCL 股骨足印区股骨骨道入口位置作标记

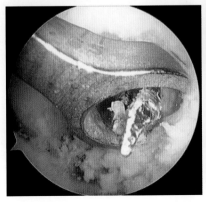

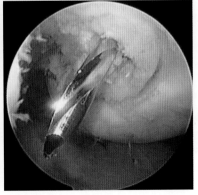

图 6-2-6　导针从 PCL 股骨足印区钻出

141

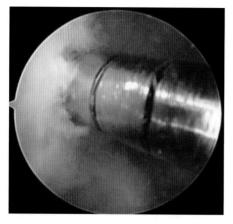

图 6-2-7 用直径 4.5 mm 的空心钻沿导针由内向外钻透股骨骨道皮质

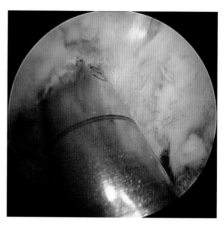

图 6-2-8 取与肌腱移植物直径相同的钻头由关节内向外钻取股骨骨道

察股骨骨道内壁及隧道外口皮质完整（图 6-2-9）。

【钻取胫骨骨道】

用胫骨后髁剥离器将后关节囊及后关节腔外组织推开。将胫骨骨道瞄准器定在 50°，经髁间窝置于胫骨平台后方（图 6-2-10），其尖端定位于胫骨后髁平面向下 15 mm（图 6-2-11），后正中偏内 1 mm 处。在胫骨剥离器的保护下，将导针钻入胫骨平台后髁（图 6-2-12），沿导针用相应直径的胫骨钻头钻取胫骨骨道（图 6-2-13）。用骨锉在胫骨骨道内口处磨削锐利的骨缘（图 6-2-14），避免隧道口对肌腱移植物的切割。

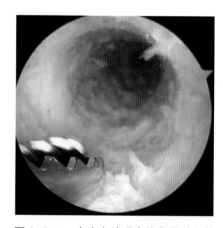

图 6-2-9 由内向外观察股骨骨道完整

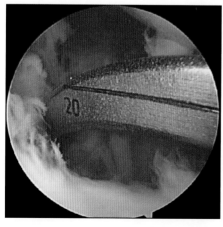

图 6-2-10 带刻度肩式胫骨定位器置于胫骨平台后方

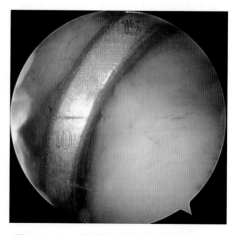

图 6-2-11 胫骨骨道定位器放置于胫骨后髁平面下方约 15 mm 处

将 5 号爱惜邦缝线置入胫骨骨道，作为牵引线备用（图 6-2-15）。

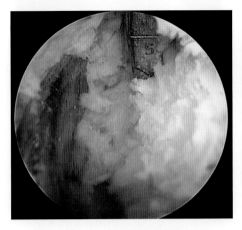

图 6-2-12　在胫骨剥离器保护下
2.4 mm 导针钻出胫骨后髁

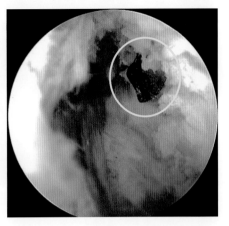

图 6-2-13　空心胫骨钻钻取胫骨骨道

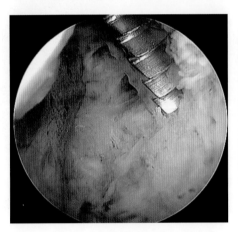

图 6-2-14　用专用骨锉打磨胫骨骨道内口

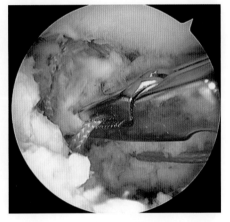

图 6-2-15　经胫骨骨道预置牵引线

【钻取 RigidFix 横钉通道】

将 RigidFix 导向杆经胫骨骨道外口插入胫骨骨道，导向杆顶端置于胫骨骨道内口水平（图 6-2-16），钻取 RigidFix 横钉导向孔，将关节镜置入胫骨骨道内，2 根导针插入横钉导向孔内，检查横钉孔是否位于胫骨骨道中心（图 6-2-17）。

【肌腱移植物固定】

用牵引线将 EndoButton 牵入胫骨骨道及后关节腔（图 6-2-18），再牵入股骨骨道（图 6-2-19）。确认 EndoButton 在股骨皮质外翻袢后拉紧移植物尾端。关节镜经胫骨骨道外口观察肌腱移植物尾端的位置（图 6-2-20），经横钉导向孔插入导针，试探横钉可穿过移植物。拉紧肌腱移植物，由胫骨近端至远端依次击入横钉。固定完毕，检查重建后的肌腱张力正常（图 6-2-21）。

术后复查膝关节 X 线片确认 EndoButton 位置正常（图 6-2-22）。术后 3 个月复查 MRI（图 6-2-23）。术后按康复程序进行功能锻炼。

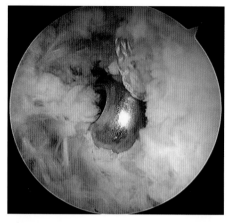

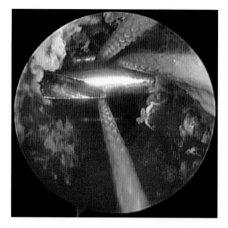

图 6-2-16　将 RigidFix 导向杆顶端置于
胫骨骨道内口水平

图 6-2-17　关节镜置入胫骨骨道
检查横钉孔是否在隧道中心

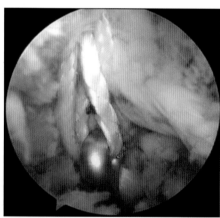

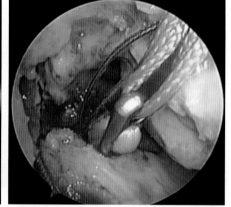

图 6-2-18　EndoButton 经过关节腔

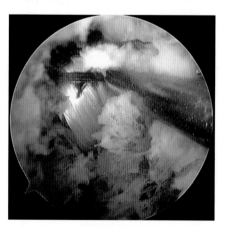

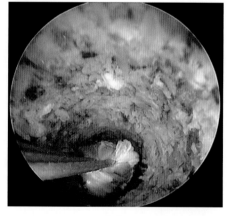

图 6-2-19　肌腱移植物经后关节腔拉
入股骨骨道

图 6-2-20　关节镜置入胫骨骨道确
认横钉是否穿过肌腱移植物

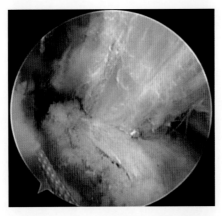

图 6-2-21　重建的 PCL 张力良好

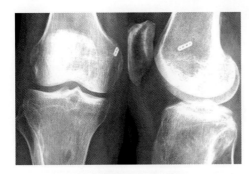

图 6-2-22　术后膝关节正、侧位 X 线图像
显示 EndoButton 位置满意

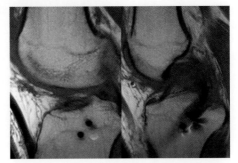

图 6-2-23　术后 3 个月 MRI 图像
显示横钉孔位置良好，重建的 PCL 走行满意

【重要提示】

1. 严重的骨质疏松会减弱横钉固定的效果。

2. 多股肌腱移植物必须保持等张受力，否则会影响重建的疗效。

3. 胫骨骨道横钉通道和角度的选择不当，有可能误伤膝关节周围重要解剖结构，在安全区内进行横钉固定可以避免医源性损伤。

4. 胫骨端横钉进钉点应在腓骨小头的前方 10 mm，以免误伤腓总神经。

5. 横钉通道必须在胫骨骨道的中心，否则横钉会漏穿肌腱，造成固定失效。

6. 胫骨横钉固定前，可将关节镜经胫骨骨道外口置入隧道内，确认 2 枚横钉均可穿过肌腱移植物。

（齐　玮　刘玉杰）

第三节　全内固定技术重建后交叉韧带

【钻取胫骨骨道】

关节镜下探查 PCL 撕裂情况（图 6-3-1），为更好地观察 PCL 在胫骨的止点，通常建立高位后内侧入路（图 6-3-2）作为辅助入路，清理胫骨平台后方 PCL 附着处，显露胫骨骨道内口的定位点。将胫骨骨道定位器置于胫骨平台 PCL 附着点的足印处，其定位点（图 6-3-3）位于胫骨平台下方 10 ~ 15 mm，以免胫骨骨道内口形成锐利的边缘磨损肌腱。

倒打钻头的选择与移植物直径相同，从胫骨前方向内钻入胫骨骨道内口（图 6-3-4），然后将倒打钻头前端调整为 90°（图 6-3-5），将倒打钻头由内向外钻取隧道深度 25 mm（图 6-3-6），将钻头转换变直，退出体外，使用过线器置入牵引线（图 6-3-7），并用抓线钳由前方入路将牵引线抓出备用（图 6-3-8）。

建立股骨骨道的方法有两种：一种是由内向外顺行定位；另一种是由外向内逆行定位。

第一种方法：股骨骨道内口中心点（图 6-3-9）定位于距髁间窝顶部软骨 12 mm，距远端软骨边缘 7 ~ 8 mm 处。由内向外顺行定位是使用铲形钻经定位点由内向外钻入（图 6-3-10，图 6-3-11），选择与韧带移植物直径一致的股骨钻，以铲形钻为定位导针，由内向外钻取股骨骨道深度为 25 mm（图 6-3-12，图 6-3-13），留置牵引线（图 6-3-14）。

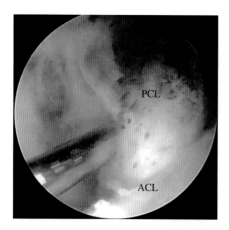

图 6-3-1　PCL 股骨止点断裂
ACL. 前交叉韧带；PCL. 后交叉韧带

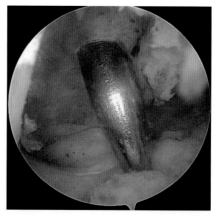

图 6-3-2　建立高位后内侧入路

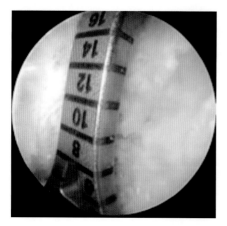

图 6-3-3　定位胫骨骨道内口的位置
胫骨骨道内口位于胫骨平台下方 15 mm 左右

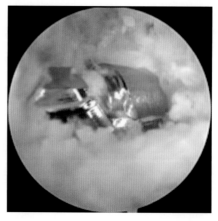

图 6-3-4　钻头从胫骨定位点钻出

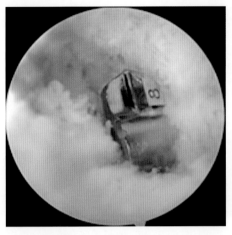

图 6-3-5　将钻头折弯 90°

由内向外拉动钻头，钻取胫骨骨道深 25 mm

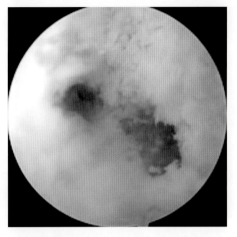

图 6-3-6　胫骨骨道内口

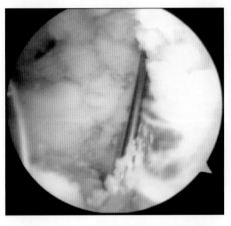

图 6-3-7　使用过线器置入牵引线

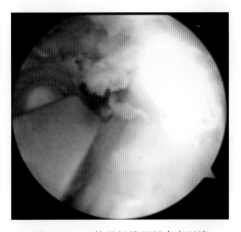

图 6-3-8　使用抓线钳抓出牵引线

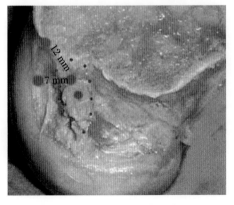

图 6-3-9　股骨骨道内口中心点

距髁间窝顶部软骨 12 mm，距远端软骨边缘 7 ~ 8 mm

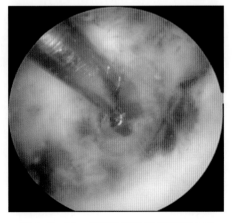

图 6-3-10　铲形钻定位股骨骨道内口

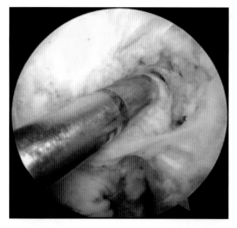

图 6-3-11　铲形钻定位股骨骨道

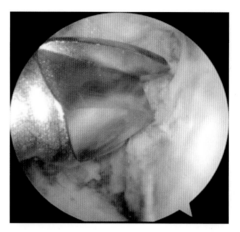

图 6-3-12　钻取股骨骨道

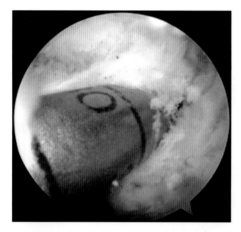

图 6-3-13　股骨骨道深度为 25 mm

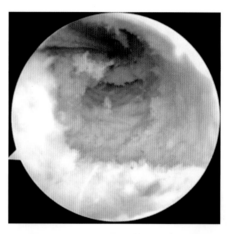

图 6-3-14　股骨骨道留置牵引线

第二种方法：使用定位器定位股骨骨道内口（图 6-3-15），由外向内钻入倒打钻，然后将倒打钻钻头前端调整为 90°（图 6-3-16），由内向外钻取隧道深度 25 mm（图 6-3-17），将钻头转换变直，退出体外（图 6-3-18），注意保持定位器套筒位于骨道中央（图 6-3-19）。

【肌腱移植物植入】

使用抓线钳将股骨与胫骨端的牵引线从膝关节前内口拉出关节外（图 6-3-20），将肌腱移植物两端的可调节袢缝线通过前内侧入口引入胫骨和股骨骨道外，先牵入并收紧胫骨端可调节袢缝线，将钢板固定好，再将肌腱拉入股骨骨道并收

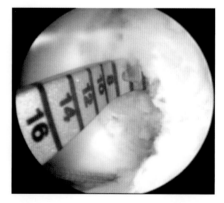

图 6-3-15　使用定位器定位股骨骨道内口

紧缝合袢（图 6-3-21～图 6-3-24）。关节镜下观察肌腱移植物的张力（图 6-3-25）。拍摄 X 线片检查钢板的位置（图 6-3-26），MRI 显示重建的 PCL 良好（图 6-3-27）。

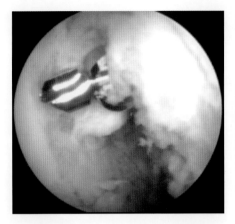

图 6-3-16 倒打钻钻头折弯 90°

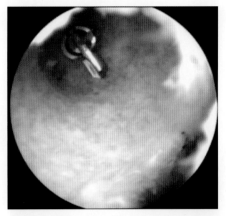

图 6-3-17 用倒打钻由内向外钻取隧道
深度 25 mm

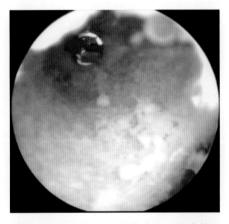

图 6-3-18 将钻头转换变直，退出体外

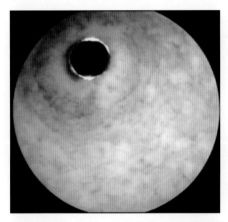

图 6-3-19 保持定位器套筒位于骨道中央

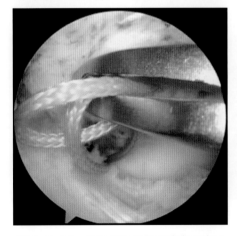

图 6-3-20 使用抓线钳将两端牵引线同
时抓出

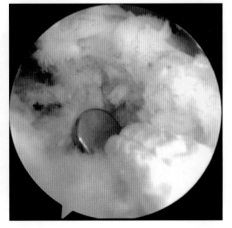

图 6-3-21 先牵入胫骨端可调节袢缝线

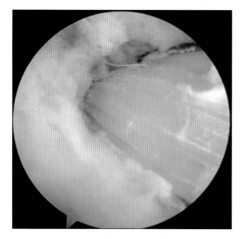

图 6-3-22　将肌腱拉入胫骨骨道

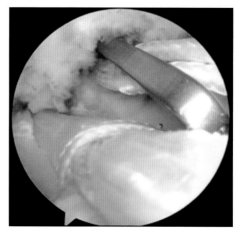

图 6-3-23　牵入股骨端可调节袢缝线

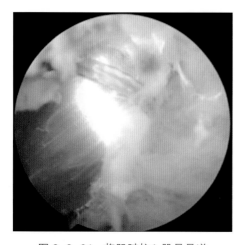

图 6-3-24　将肌腱拉入股骨骨道

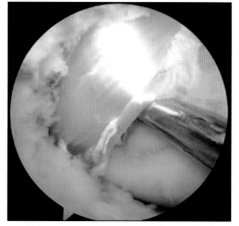

图 6-3-25　检查肌腱张力

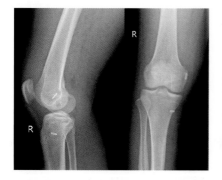

图 6-3-26　术后 X 线图像显示骨道及
钢板位置

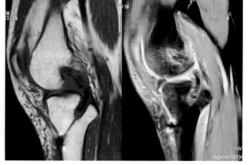

图 6-3-27　术后 MRI 图像显示重建的 PCL
良好

【重要提示】

1. 胫骨骨道内口定位尽量偏低，避免形成杀手角。

2. 使用倒打钻制备骨道时，要将套筒顶端稍稍打入骨皮质，保持套筒始终位于骨道中央，有利于钻头稳定，方便过线。

（王明新）

（刘玉杰 审校）

第四节　胫骨 Inlay 技术重建后交叉韧带

胫骨受到前方暴力造成膝关节周围软组织损伤和皮下出血，胫骨近端向后下垂，导致后交叉韧带（PCL）损伤（图 6-4-1）。体格检查发现后抽屉试验阳性（图 6-4-2）和膝关节垂落征阳性（图 6-4-3）。X 线检查显示胫骨向后方移位（图 6-4-4）。使

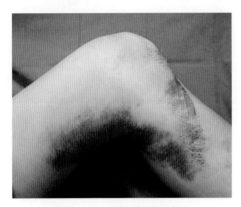

图 6-4-1　后交叉韧带损伤

膝关节外伤后可见胫骨近端后向半脱位，皮肤淤血明显

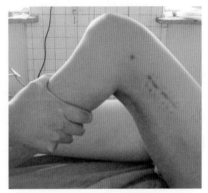

图 6-4-2　后抽屉试验阳性

可见胫骨近端明显后向松弛，说明存在后交叉韧带损伤

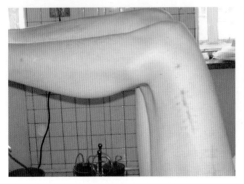

图 6-4-3　膝关节垂落征阳性

双下肢屈髋、屈膝 90°，可见伤侧胫骨近端下沉，说明存在后交叉韧带损伤

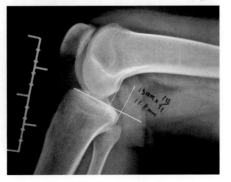

图 6-4-4　膝关节 X 线图像

显示胫骨后移

用传统的方法重建 PCL，胫骨骨道内口会切割肌腱移植物，又称为杀手角（图 6-4-5）[1, 2]。本节描述的 Inlay 重建技术可有效地避免上述问题。

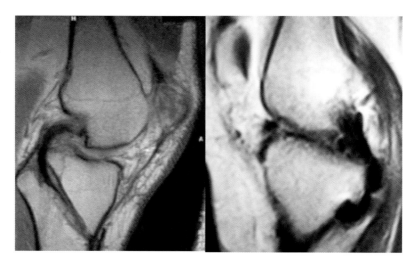

图 6-4-5　膝关节 MRI 图像

胫骨后方隧道内口磨损移植肌腱，构成杀手角

【手术体位】

术中需要关节镜手术体位和俯卧位互换位置摆放。手术开始前，首先采用 Inlay 手术体位（图 6-4-6），患者取健侧卧，即患肢在上，尽可能内旋，内踝垫高，手术台向健侧倾斜 20°。待后方手术完成之后，转换为关节镜手术体位[3-6]。

【股骨骨道标定与钻取】

常规膝关节镜手术体位探查 PCL 损伤情况（图 6-4-7），保留 PCL 残存纤维束及半月板股骨韧带的完整性。标记股骨侧 PCL 的解剖附丽区。在 PCL 前外束 11 点或 1 点钟距关节软骨缘 5 ~ 6 mm 的位置，在定位器的引导下从外向内钻入导针（图 6-4-8），沿导针钻取股骨骨道直径为 9 ~ 10 mm。

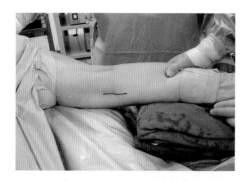

图 6-4-6　Inlay 手术体位

患肢在上，尽可能内旋，内踝垫高，手术台向健侧倾斜 20°

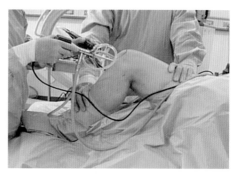

图 6-4-7　术中情况

常规膝关节镜手术体位，检查 PCL 损伤情况并钻取股骨骨道

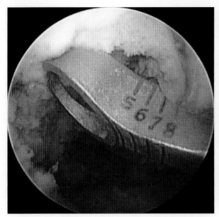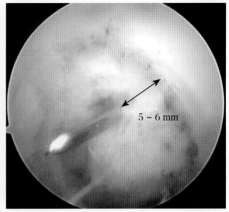

图 6-4-8　关节镜下手术

导向器孔距内侧髁软骨缘 5 ~ 6 mm，从外向内钻入导针

【肌腱移植物取材】

取自体骨 – 髌腱 – 骨为移植物（图 6-4-9），髌骨侧骨块大小 10 mm×20 mm×8 mm，直径 10 mm。也可取带髌骨块的股四头肌腱（图 6-4-10），肌腱宽度 9 ~ 11 mm，骨块大小 10 mm×20 mm×8 mm。骨块预制两个直径 2.5 mm 的孔，便于胫骨侧固定[7, 8]。

【胫骨骨块固定】

患者取 Inlay 手术体位。在腘窝内侧近端腘横纹 2 cm 处做纵切口，长 5 cm。钝性分离腓肠肌内侧头与半膜肌间隙，将腓肠肌内侧头连同血管束拉向外侧，显露后关节囊（图 6-4-11）。此时可触及 PCL 胫骨附丽凹陷区及内外侧嵴，可见斜行的腘肌肌腹及其上缘走行的静脉，予以结扎。

纵行切开后关节囊，骨膜下剥离 PCL 胫骨附丽凹陷区，用小骨刀开骨槽（图 6-4-12），大小与移植物骨块相同，通常为 10 mm×20 mm×8 mm。将移植物骨块嵌入骨槽，用两枚空心钉加小垫片固定（图 6-4-13）。

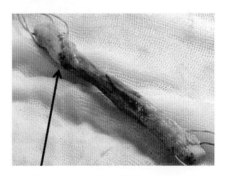

图 6-4-9　骨 – 髌腱 – 骨移植物

髌骨侧骨块大小 10 mm×20 mm×8 mm，直径 10 mm，骨块预制孔道

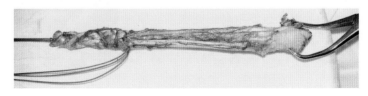

图 6-4-10　带髌骨块的股四头肌腱

肌腱宽度 9 ~ 11 mm，骨块大小 10 mm×20 mm×8 mm，骨块预制孔道

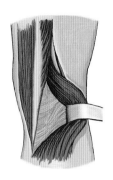

图 6-4-11　Inlay 手术入路

牵开腓肠肌内侧头及血管束，显露后关节囊

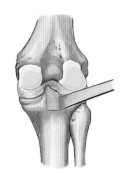

图 6-4-12　处理受床

用小骨刀在 PCL 附丽凹陷区开骨槽

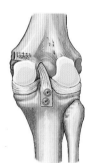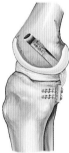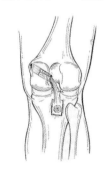

图 6-4-13　引入移植物

用两枚螺钉在胫骨后方固定移植物，之后移植物股骨端引入股骨侧隧道并用界面螺钉固定

【股骨侧肌腱固定】

将移植物另一端通过引导钢丝引入关节内，在关节镜监视下将移植物另一端引入股骨骨道，采用 7 mm×20 mm 挤压螺钉。屈膝 90° 位做前抽屉试验阴性。术后 X 线复查显示内固定位置良好，胫骨脱位得以纠正（图 6-4-14）。

【术后处理】

术后患肢取伸膝位使用支具固定，支具内小腿后方加衬垫，防止胫骨后沉。术后拔除引流管，早期开始股四头肌等长收缩、直腿抬高功能训练。加强髌骨被动活动。术后 3～4 周开始进行被动屈膝功能训练，术后 8～9 周要求屈膝角度大于 90°。3 个月内禁忌腘绳肌主动收缩屈膝，避免外旋、盘腿、侧压等动作。术后 3 个月开始部分负重，术后 4 个月完全负重。

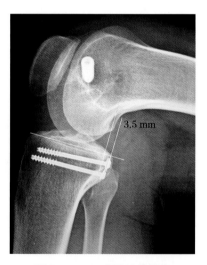

图 6-4-14　术后 X 线图像

Inlay 术后内固定位置正常，胫骨后坠得到纠正

（刘玉杰）

参考文献

[1] LEE D Y,KIM D H,KIM H J,et al.Posterior cruciate ligament reconstruction with transtibial or tibial inlay techniques: A meta-analysis of biomechanical and clinical outcomes[J]. Am J Sports Med, 2018,46(11):2789-2797.

[2] LAPRADE C M, CIVITARESE D M,RASMUSSEN M T,et al.Emerging updates on the posterior cruciate ligament[J].Am J Sports Med,2015,43(12):3077-3092.

[3] STANNARD J P, COOK J L. Tibial Inlay posterior cruciate ligament reconstruction: advances to a new technique[J]. Oper Tech Sports Med, 2015,23(4): 298-301.

[4] SEON J K,SONG E K.Reconstruction of isolated posterior cruciate ligament injuries: a clinical comparison of the transtibial and tibial Inlay techniques[J].Arthroscopy,2006,22(1): 27-32.

[5] SONG E K,PARK H W, AHN Y S,et al.Transtibial versus tibial Inlay techniques for posterior cruciate ligament reconstruction long-term follow-up study[J].Am J Sports Med,2014,42(12): 2964-2971.

[6] MACGILLIVRAY J D, BETH E S S. Comparison of tibial Inlay versus transtibial techniques for isolated posterior cruciate ligament reconstruction: minimum 2-year follow-up[J]. Arthroscopy,2006,22(3):320-328.

[7] OSTI M, KRAWINKEL A, BENEDETTO K P.In vivo evaluation of femoral and tibial graft tunnel placement following all-inside arthroscopic tibial Inlay reconstruction of the posterior cruciate ligament[J]. Knee,2014,21(6):1198-1202.

[8] PAPALIA R,OSTI L, BUONO A D,et al.Tibial Inlay for posterior cruciate ligament reconstruction: a systematic review[J].Knee,2010,17(4):264-269.

第五节 人工韧带重建后交叉韧带

【关节镜手术探查】

关节镜手术探查显示 ACL 迂曲，形态失常（图 6-5-1），进一步探查发现 PCL 的股骨止点空虚（图 6-5-2），探钩探查显示上止点断裂。关节镜下做后抽屉试验，动态检查发现 ACL 迂曲，PCL 失效，股骨止点撕裂（图 6-5-3）。

【钻取胫骨骨道】

屈膝 90°，置入 PCL 胫骨定位器（图 6-5-4）。胫骨定位器的固定柄平行于胫骨平台，采用直径 2.5 mm 的克氏针钻入导杆，固定中空的固定柄（图 6-5-5）。

将定位器经前内侧入路沿 ACL 内侧插入膝关节后间隙（图 6-5-6），其尖端位于胫骨后缘

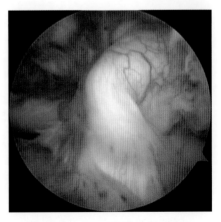

图 6-5-1 ACL 迂曲，形态失常

下方约 2 cm 处，即 PCL 附着点，导针在胫骨干骺端内面中间向下 2 cm 钻出。

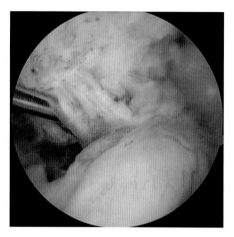

图 6-5-2　PCL 连续性存在，上止点空虚

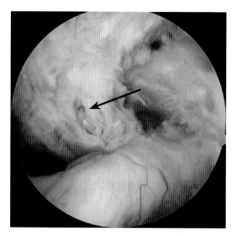

图 6-5-3　PCL 股骨止点撕裂

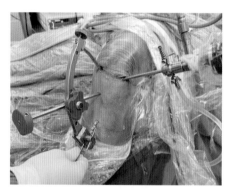

图 6-5-4　膝关节屈曲 90°，置入 PCL
胫骨定位器

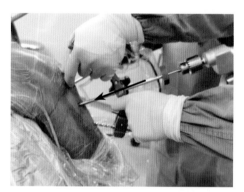

图 6-5-5　克氏针固定中空的固定柄

切开小腿前皮肤及皮下组织 1.5 cm，钻透胫骨骨道时钻头可碰及定位器。骨道钻取完成后撤走钻头，将直径 6 mm 的 LARS 引线杆插入骨道，引导钢丝自引线杆中穿过骨道，经定位器穿出（图 6-5-7）。撤走定位器，导引钢丝从小腿前端皮肤切口处穿入骨道（图 6-5-8），钢丝经关节腔从前内侧入路穿出备用（图 6-5-9）。

【钻取股骨骨道】

用股骨瞄准套筒（图 6-5-10）在股骨关节软骨面向上 8 mm、距离股骨髁间线 12 mm 处，从外向内钻入导针（图 6-5-11），用直径为 6 mm 钻头，从外向内钻通股骨骨道（图 6-5-12），测量

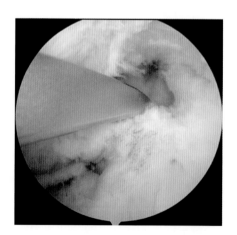

图 6-5-6　胫骨定位器经 ACL 内侧置入
膝关节后间隙

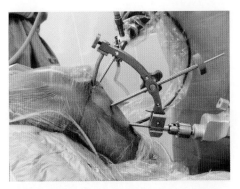

图 6-5-7　钻取胫骨骨道

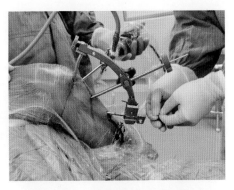

图 6-5-8　导引钢丝经引线杆引出

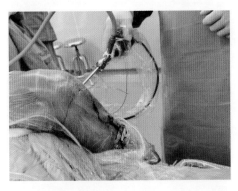

图 6-5-9　导引钢丝从胫骨骨道经膝关节
　　　　　间隙穿出备用

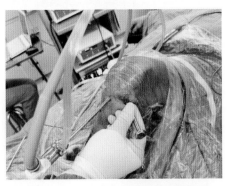

图 6-5-10　于膝关节外侧入路插入股骨
　　　　　　瞄准套筒

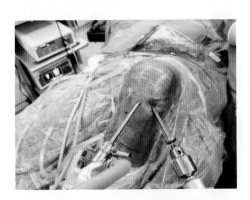

图 6-5-11　钻入直径 2.2 mm 的导针

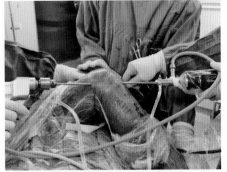

图 6-5-12　用直径 6 mm 的钻头从外向
　　　　　　内钻取股骨骨道

并记录股骨骨道的长度（图 6-5-13），钢丝从前内侧入路穿出备用。

【人工韧带（LARS）植入】

　　将韧带两端用钢丝牵入关节腔，然后分别从股骨和胫骨骨道两端穿出，调整人工韧带的张力和位置，使韧带未编织部分位于关节腔内（图 6-5-14）。

　　固定股骨端人工韧带：用 1 枚直径 7 mm、长 30 mm 的界面螺钉从股骨外上方向

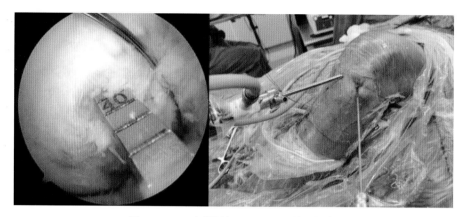

图 6-5-13　测量并记录股骨骨道的长度

关节腔内拧入。拉紧韧带，判定韧带是否等长，从胫骨骨道外口向关节内拧入 1 枚直径 7 mm、长 30 mm 的界面螺钉（图 6-5-15）。探查人工韧带的紧张度（图 6-5-16），行后抽屉试验（图 6-5-17）。

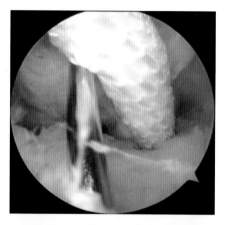

图 6-5-14　将人工韧带牵入关节腔

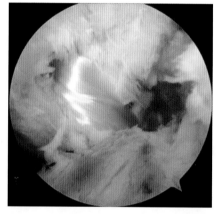

图 6-5-15　保留残束人工韧带重建 PCL

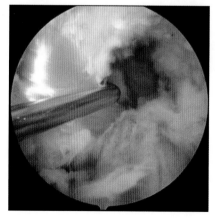

图 6-5-16　探查重建后的后交叉韧带的稳定性

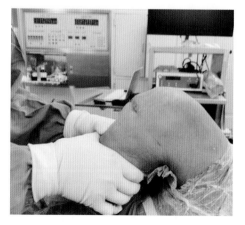

图 6-5-17　行后抽屉试验检查稳定性

　　术后行 X 线检查（图 6-5-18）及 CT 三维重建（图 6-5-19），检查骨道及固定情况。术后早期加强股四头肌锻炼和膝关节活动度训练。

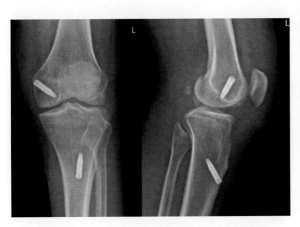

图 6-5-18　人工韧带重建 PCL 术后 X 线图像

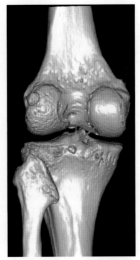

图 6-5-19　人工韧带重建 PCL 术后 CT 三维图像
显示胫骨骨道位置正常

【重要提示】

1. 利用人工韧带重建 PCL 须保留好韧带残端，有利于滑膜覆盖韧带[1, 2]。
2. 必须遵守等长原则，以免术后影响膝关节活动。
3. PCL 损伤伴有其他韧带结构损伤或松弛必须修复或重建。
4. 骨道口应磨削锐利的边缘，以免磨伤人工韧带。
5. 隧道定位不正确，将直接影响韧带等长和重建后力学特性。
6. 固定要使用专门的螺钉，螺钉尖端不要超出隧道内口，以免损伤韧带。

参考文献

[1] LOGTERMAN S L,WYDRA F B,FRANK R M. Posterior cruciate ligament : anatomy and biomechanics[J]. Curr Rev Musculoskelet Med,2018,11(3):510-514.

[2] LEE D W,CHOI H W,KIM G J. Arthroscopic posterior cruciate ligament reconstruction with remnant preservation using a posterior transseptal portal[J]. Arthrosc Tech,2017,6(5):e1465-e1469.

（黄长明　傅仰攀）

（刘玉杰　审校）

第七章　交叉韧带胫骨止点撕脱骨折固定术

第一节　领带结套扎固定治疗胫骨髁间棘撕脱骨折

【胫骨髁间棘撕脱骨折影像学检查】

胫骨髁间棘撕脱骨折常发生于青少年儿童或妇女，多发生于 ACL 和 PCL 在胫骨髁附着处。胫骨髁间棘骨折占 ACL 损伤的 14%，保守治疗 50%～90% 发生 ACL 松弛，骨折畸形愈合或不愈合率为 50%～90%。由于 ACL 止于胫骨髁间棘，骨折移位后将严重影响膝关节的稳定性。通过 X 线检查（图 7-1-1）、CT（图 7-1-2）和 MRI（图 7-1-3）等影像学检查，对胫骨髁间棘骨折可以明确诊断。

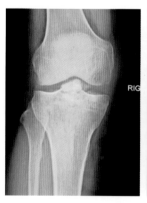
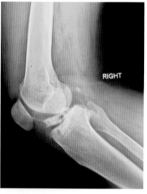

图 7-1-1　膝关节胫骨髁间棘撕脱骨折正、侧位 X 线图像

X 线检查显示胫骨髁间棘撕脱骨折移位，内侧间隙增宽，提示内侧副韧带损伤

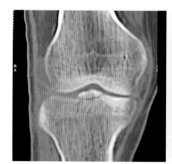
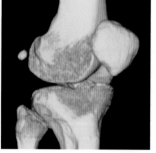
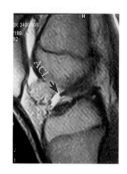

图 7-1-2　膝关节胫骨髁间棘撕脱骨折 CT 及 CT 三维重建图像

CT 显示胫骨髁间棘撕脱骨折

图 7-1-3　膝关节胫骨髁间棘撕脱骨折 MRI 图像

显示胫骨髁间棘撕脱骨折 ACL 损伤

传统的治疗采用螺钉、钢丝（图7-1-4）等方法固定。如果撕脱骨块较小，使用螺钉容易导致骨块碎裂或螺钉拔起（图7-1-5）。钢丝固定容易发生骨块切割碎裂。

笔者采用高强度缝线或锚钉缝扎固定治疗胫骨髁间棘不同类型的骨折，取得了良好的效果。

【胫骨髁间棘骨折分型】

1959年，Meyers和Mckeever根据胫骨髁间棘撕脱骨折移位的影像学表现提出了以下分型（图7-1-6）。Ⅰ型：胫骨髁间棘骨折无移位或仅在前缘抬高少量移位；Ⅱ型：胫骨髁间棘前1/3或1/2骨块自基底部像杠杆一样抬高，侧位X线图像上呈鹰嘴样畸形；Ⅲ型：髁间棘完全骨折移位，分为ⅢA型（波及小部分髁间棘）和ⅢB型（波及大部分髁间棘）；Ⅳ型：髁间棘粉碎性骨折并旋转移位。Meyers-Mckeever分型对骨折的治疗具有重要的指导意义。

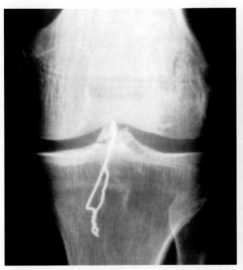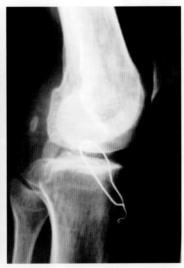

图7-1-4　开放手术钢丝固定X线图像

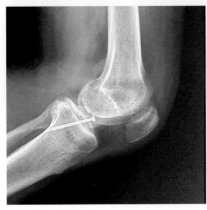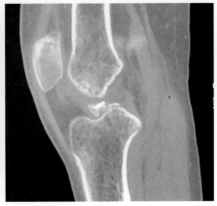

图7-1-5　开放手术膝关节X线图像

X线检查显示螺钉固定术后螺钉拔起

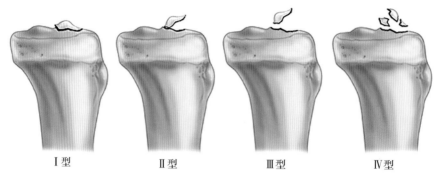

I 型　　　　　 II 型　　　　　 III 型　　　　　 IV 型

图 7-1-6　Meyers-Mckeever 胫骨髁间棘骨折分型示意图

但是，单纯影像学检查难以准确地判断关节内骨折及 ACL 损伤的情况。通过关节镜检查，不但可以对胫骨髁间棘撕脱骨折准确诊断，还可以在关节镜下进行分型、撬拨复位和内固定。

笔者通过多年的临床研究，将胫骨髁间棘骨折的关节镜下表现，按照 Meyers-Mckeever 分型以图像呈现出来（图 7-1-7），更加有利于临床诊断、治疗和研究。

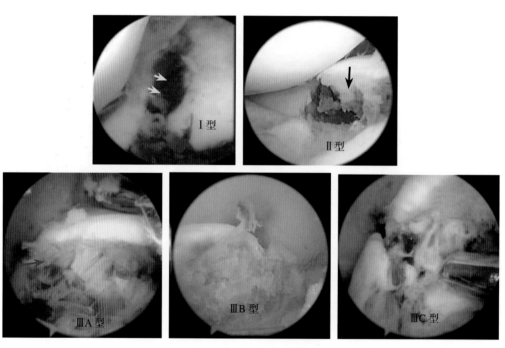

图 7-1-7　关节镜下胫骨髁间棘撕脱骨折类型

【胫骨髁间棘撕脱骨折领带结套扎固定术】

1. 关节镜下探查复位　采用全身麻醉或硬膜外麻醉。患肢下垂于床尾，或仰卧位足底设置阻挡，使膝关节屈曲 90°。关节镜下探查发现骨折块与 ACL 均发生明显移位，撕脱骨折块各式各样：胫骨髁间棘骨折呈爆裂状（图 7-1-8）、骨折块翻转移位（图 7-1-9）、骨折块呈薄骨片状（图 7-1-10）、骨折块翘起并移位（图 7-1-11）。

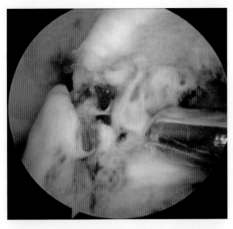

图 7-1-8　胫骨髁间棘骨折呈爆裂状

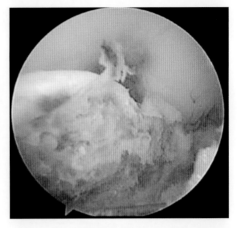

图 7-1-9　骨折块翻转移位嵌入髁间窝内

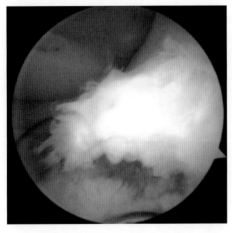

图 7-1-10　胫骨髁间棘撕脱骨折块呈片状
　　　　　　ACL 移位

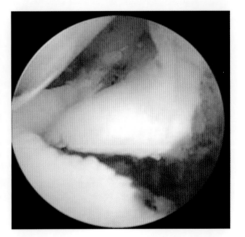

图 7-1-11　大片骨折块翘起 ACL 移位

　　发现半月板前角、膝横韧带嵌入骨折间隙影响骨折复位（图 7-1-12），用探钩轻轻将半月板前角牵开，撬拨骨折块达到复位（图 7-1-13）。有的为碎骨块嵌入骨折缝隙，通过撬拨骨折块达到复位（图 7-1-14），为了防止骨折块移位，采用细克氏针临时固定骨块（图 7-1-15）。

　　2. 缝线领带结套扎固定　将胫骨定位器分别安置在胫骨平台 ACL 的两侧（图 7-1-16），在胫骨髁间棘骨折块侧前方钻取直径为 2.4 mm 的骨道，备用（图 7-1-17）。用缝合钩在 ACL 与骨块交界处的蒂部穿过（图 7-1-18），PDS 缝线穿过 ACL 的对侧后把双股 2 号爱惜邦缝线牵过对侧（图 7-1-19），再把 5 号爱惜邦缝线牵过 ACL 的侧前方（图 7-1-20）。

　　将 5 号爱惜邦缝线套扎在 ACL 基底部，呈领带结样（图 7-1-21），两根缝线分别从骨折块两侧预制好的骨道穿出，到达胫骨结节两旁（图 7-1-22），拉紧双领带结缝线，打结固定（图 7-1-23）。有的也可以采用单领带结套扎固定术。

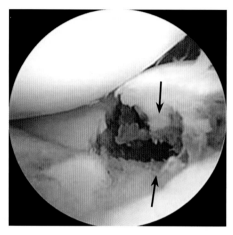

图 7-1-12　半月板前角嵌入骨折间隙影响
复位

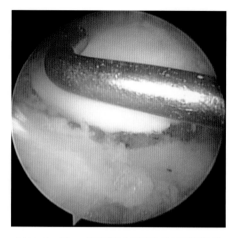

图 7-1-13　关节镜下撬拨胫骨髁间棘骨
折块复位

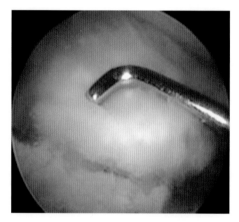

图 7-1-14　撬拨复位
将翻转移位的骨折块撬拨，达到解剖复位

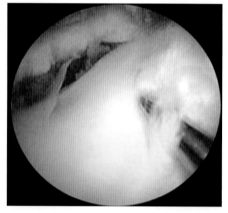

图 7-1-15　克氏针撬拨复位
探钩将半月板牵开后使用克氏针撬拨复位

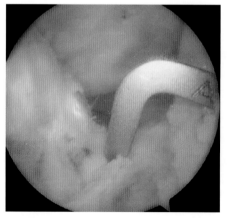

图 7-1-16　置入胫骨定位器
将胫骨定位器分别安置在胫骨平台 ACL 的两侧

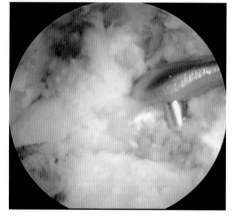

图 7-1-17　钻取骨道
在胫骨髁间棘骨折块侧前方钻取直径为 2.4 mm
的隧道

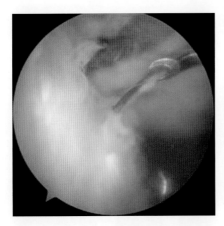

图 7-1-18　PDS 缝线穿过 ACL 基底

缝合钩在 ACL 与骨块交界处的蒂部穿过，将 PDS 缝线穿过 ACL 基底

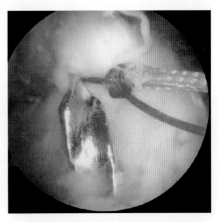

图 7-1-19　将缝线牵过对侧

PDS 缝线绕过 ACL 的后方将缝线牵过对侧

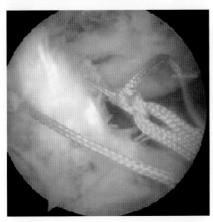

图 7-1-20　用细线牵 5 号爱惜邦

缝线绕到 ACL 的对侧

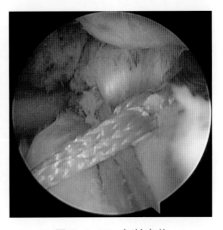

图 7-1-21　打结套扎

将 5 号爱惜邦缝线打结套扎在 ACL 与骨折块的基底部

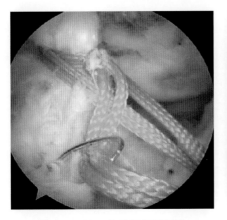

图 7-1-22　在骨桥打结固定

缝线从胫骨平台骨道经导丝牵到胫骨结节前方，在骨桥打结固定

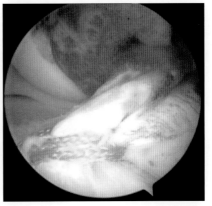

图 7-1-23　领带结套扎固定术后图像

领带结套扎固定粉碎骨折块，ACL 张力正常

术毕，探查骨折复位和固定后的稳定情况，卡盘支具保护。按康复程序进行功能锻炼。术后进行正、侧位 X 线复查（图 7-1-24）和 MRI 检查，显示骨折愈合，ACL 的张力正常（图 7-1-25）。

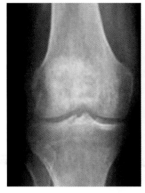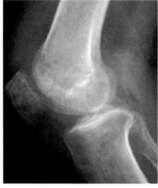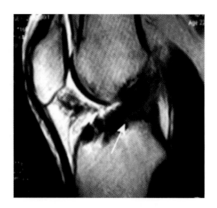

图 7-1-24　领带结套扎固定术后 X 线图像

胫骨髁间棘撕脱骨折领带结套扎固定术后骨折复位正常

图 7-1-25　领带结套扎固定术后
3 个月 MRI 图像

显示骨折愈合，ACL 张力正常

（刘玉杰　李春宝　齐　玮）

第二节　袢钢板固定治疗胫骨髁间棘撕脱骨折

【关节探查与清理】

采用连续硬膜外或全身麻醉。患者取仰卧位。消毒、铺单后，分别建立膝关节前内侧和前外侧入路，置入关节镜检查，显示胫骨髁间棘骨折块翘起移位（图 7-2-1）。探查骨折为粉碎性伴移位。

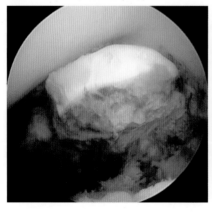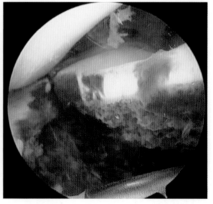

图 7-2-1　胫骨髁间棘骨折块翘起，嵌入髁间窝

关节镜下清理充血及水肿的滑膜组织、陈旧性积血和骨折碎片，修整骨折断端骨床（图 7-2-2）。

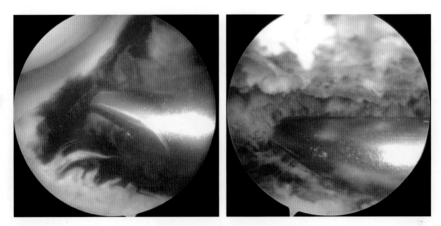

图 7-2-2　清理骨折断端血肿并新鲜化胫骨平台骨床

【建立骨道】

前交叉韧带重建将胫骨定位器置于骨床最低点，直径 2.4 mm 的导针钻出后，用直径 4.5 mm 的空心钻扩孔钻透（图 7-2-3）。

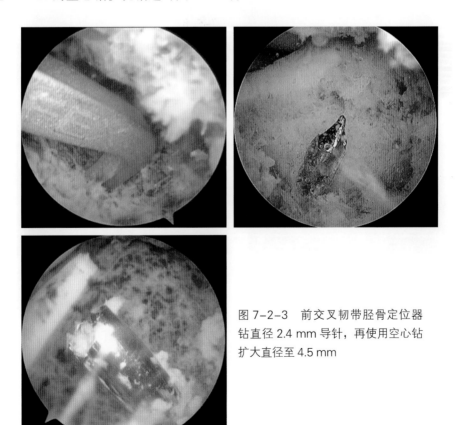

图 7-2-3　前交叉韧带胫骨定位器钻直径 2.4 mm 导针，再使用空心钻扩大直径至 4.5 mm

【骨折复位固定】

在关节镜下撬拨骨折块，达解剖复位（图 7-2-4），采用抓钳维持骨折位置。在胫骨髁间棘与 ACL 交界处用缝合钩（图 7-2-5）或肩袖缝合器（图 7-2-6）从 ACL 远端基底部穿过缝线，将 2 根缝线分别穿过前交叉韧带基底部（图 7-2-7），于前交叉韧带前方依次打结固定，将缝线交叉（图 7-2-8）。沿胫骨骨道将缝线尾端引出至骨道外口，将缝线依次穿过袢钢板，在胫骨骨皮质外收紧并打结（图 7-2-9）。

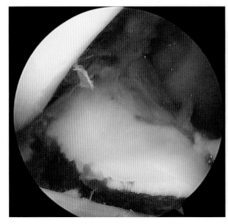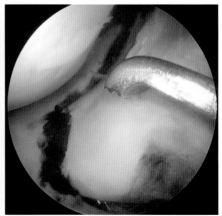

图 7-2-4　撬拨复位骨折块

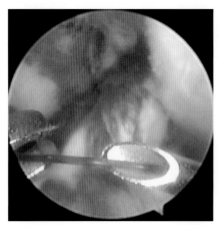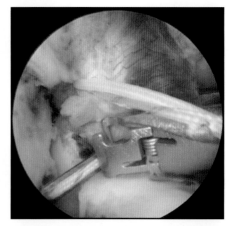

图 7-2-5　用缝合钩从 ACL 远端基底部 　　　图 7-2-6　使用肩袖缝合器将高强度缝线
　　　　　　过线　　　　　　　　　　　　　　　　　　　　穿过 ACL 远端基底部

关节镜探查显示骨折复位良好，前交叉韧带张力正常（图 7-2-10），复位固定后骨折块裂缝基本消失（图 7-2-11）。术后 X 线复查显示骨折复位满意，袢钢板紧贴骨皮质（图 7-2-12）。

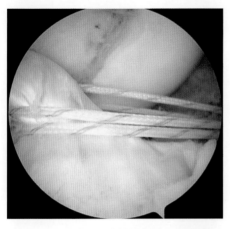 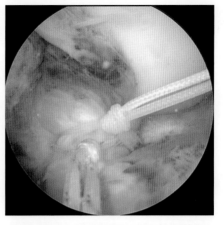

图 7-2-7　2 根高强度缝线穿过 ACL 基底部　　图 7-2-8　2 根缝线依次在 ACL 前方打
结并交叉

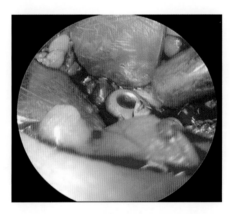

图 7-2-9　关节镜在体外显示微型钢板
紧贴胫骨骨皮质

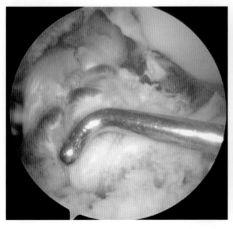 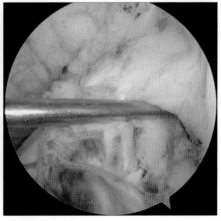

图 7-2-10　骨折复位良好，ACL 张力正常，稳定性满意

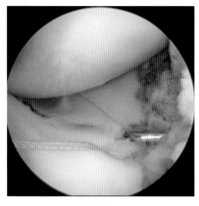 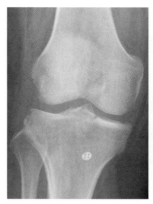 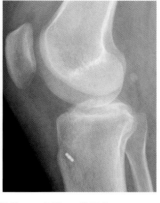

图 7-2-11　缝线穿入胫骨骨道，骨折复位满意，裂缝消失　　　图 7-2-12　术后膝关节正、侧位 X 线图像
骨折复位满意，袢钢板紧贴胫骨骨皮质

【术后处理】

术后膝关节采用可调式支具固定 6 周，指导患者进行股四头肌功能锻炼。康复训练参照前交叉韧带重建后的康复训练计划。术后第 1 周，自主屈伸关节，股四头肌、腘绳肌等长收缩训练及髌骨推移训练，休息时用夹板固定在伸膝位。第 2～4 周，渐进性活动膝关节，活动范围要求达到 0°～90°，可以伸直膝关节，部分负重下地行走。第 3 周，开始本体感觉训练。第 5～6 周，去除支具保护，开始各种灵活性训练。

【重要提示】

1. 本术式适用于 Ⅱ 型及 Ⅲ 型胫骨髁间棘撕脱骨折，Ⅳ 型骨折需慎重。

2. 骨折断端瘢痕组织及碎骨块需要清理，陈旧性骨折注意 ACL 的张力，如骨块移位、骨床增生，则需要加深骨床，必要时行 ACL 重建手术。

3. 缝合 ACL 时，缝线一定要从 ACL 基底部紧贴骨面穿出，保证骨块能被完全下压复位，避免切割 ACL 韧带组织。

4. 两根高强度固定线在 ACL 前方套扎打结后分别交叉形成网状。

5. 本方法为胫骨单骨道固定，固定线穿过袢钢板后要调整好张力，两两打结，防止缝线松弛。如果为双隧道，可以采用骨桥打结固定。

（齐　玮　刘玉杰）

第三节　锚钉缝合桥技术治疗胫骨髁间棘撕脱骨折

【术前准备】

胫骨髁间棘撕脱骨折患者常规行膝关节体格检查，抽屉试验和拉赫曼（Lachman）试验常为阳性。常规 X 线检查显示 ACL 胫骨止点撕脱骨折，骨折块向上翘起（图 7-3-1）。CT 检查显示 ACL 胫骨附着点有撕脱骨折碎片（图 7-3-2）；MRI 检查显示胫骨上端骨折，周围骨水肿，ACL 为混杂信号，ACL 止点撕脱骨折块移位（图 7-3-3）。

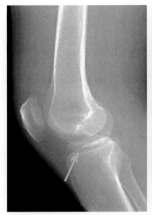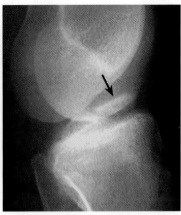

图 7-3-1　膝关节 X 线图像

ACL 胫骨止点骨折，骨折块向上翘起

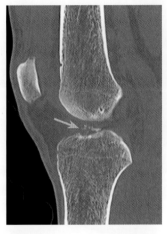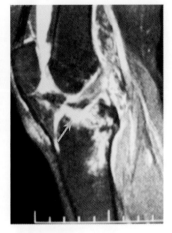

图 7-3-2　二维 CT 图像

显示 ACL 胫骨止点骨折碎片移位

图 7-3-3　MRI 图像

胫骨近端广泛骨水肿，ACL 止点
骨折块移位，ACL 松弛移位

1. 新鲜胫骨髁间棘骨折锚钉缝合桥固定术

采取全身麻醉或硬膜外麻醉。患者取仰卧位，膝关节屈曲 90°，下肢下垂于床尾。手术入路取膝前外侧入路、前内侧入路、髌腱正中入路。关节镜下探查发现胫骨髁间棘骨折移位（图 7-3-4），ACL 牵拉骨折块向上撬起（图 7-3-5）。

【锚钉植入与固定】

清理骨折端凝血块及碎骨屑（图 7-3-6），显露胫骨的创面（图 7-3-7），清理骨床，新鲜化处理创面（图 7-3-8），牵开影响骨折复位的外侧半月板前角与膝横韧带（图 7-3-9），下压骨折块试行骨折块复位（图 7-3-10）。在胫骨骨床的后内、后外分别预制锚钉孔（图 7-3-11），将缝线锚钉植入（图 7-3-12）。

171

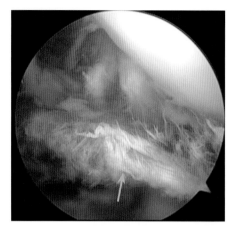

图 7-3-4　关节镜检查

胫骨髁间棘骨折移位

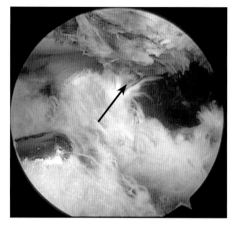

图 7-3-5　关节镜手术探查

ACL 牵拉撕脱骨折块翘起

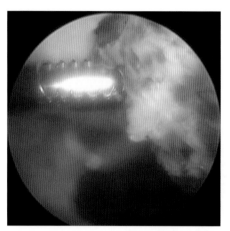

图 7-3-6　清理骨折端

清理胫骨骨折碎骨屑及凝血块

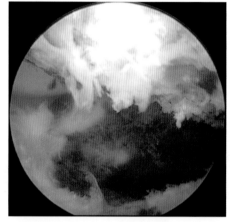

图 7-3-7　显露骨折面

清理、显露胫骨端骨折面

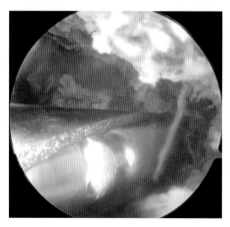

图 7-3-8　加深骨床

清理、适当加深骨床，进行新鲜化处理

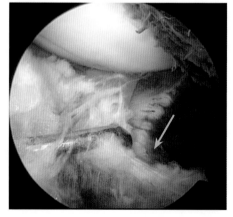

图 7-3-9　骨折复位准备

牵引、拉开影响骨折块复位的外侧半月板前角和膝横韧带

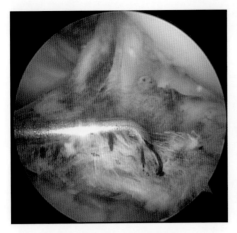

图 7-3-10　骨折试复位

下压胫骨骨块，试行骨折块复位

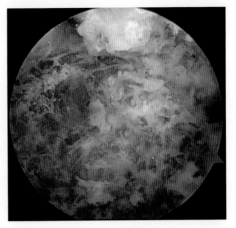

图 7-3-11　预制锚钉孔

在胫骨骨床的后内、后外预制锚钉孔

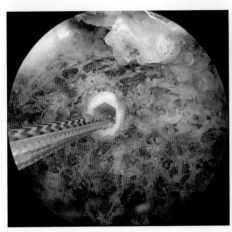

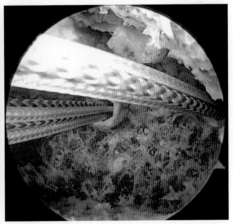

图 7-3-12　植入锚钉

植入缝线锚钉 2 枚

用肩关节镜缝合钩在 ACL 两侧穿过骨折块（图 7-3-13），将缝线在 ACL 前方打结固定（图 7-3-14），缝线交叉到对侧在半月板前角下面穿过。于胫骨平台 ACL 前方植入外排锚钉（图 7-3-15），按骨折不同可植入 2 枚外排锚钉，缝线呈网状将骨折块固定牢固（图 7-3-16），ACL 张力正常。

【术后检查】

术后进行 X 线（图 7-3-17）、CT（图 7-3-18）及 CT 三维重建（图 7-3-19）或MRI 检查，影像学资料显示骨折复位满意，锚钉固定位置良好。

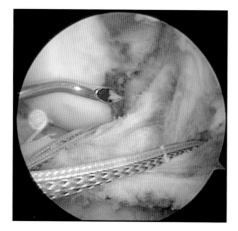

图 7-3-13　缝合过线

缝合钩将后排缝线穿过骨折块及 ACL 两侧

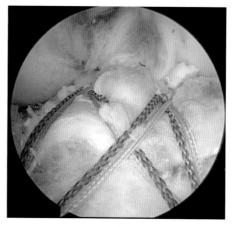

图 7-3-14　缝线打结

缝线在 ACL 前方打结，然后缝线交叉到对侧

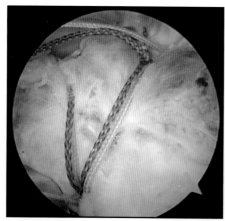

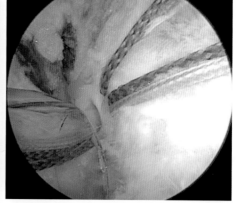

图 7-3-15　固定外排锚钉

于胫骨平台前方钻孔植入 1 枚外排锚钉

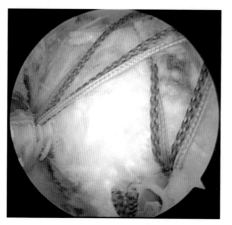

图 7-3-16　锚钉固定后情况

根据骨折情况植入 2 枚外排锚钉，缝线呈网状将
骨折块固定牢固

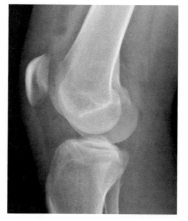

图 7-3-17　术后 X 线图像

显示骨折解剖复位

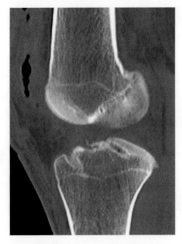

图 7-3-18 CT 图像

显示内外排锚钉位置与骨折块复位情况

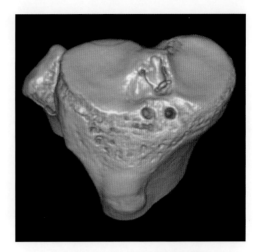

图 7-3-19 CT 三维重建图像

显示锚钉固定位置正常，骨折块复位良好

2. 陈旧性胫骨髁间棘骨折锚钉缝合桥固定术

【影像学表现】

X 线检查显示胫骨髁间棘骨折块移位（图 7-3-20）。CT 三维重建显示骨折块移位更明显（图 7-3-21）。MRI 显示 ACL 信号异常（图 7-3-22）。

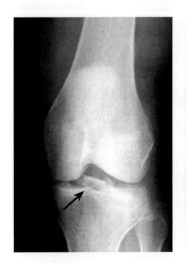

图 7-3-20 X 线图像

显示 ACL 胫骨止点骨折块移位

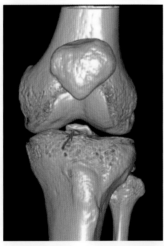

图 7-3-21 CT 三维重建图像

显示 ACL 胫骨止点陈旧骨折块移位明显

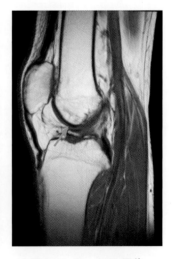

图 7-3-22 MRI 图像

显示胫骨止点骨折移位后 ACL情况

【陈旧骨折骨床清理】

关节镜下探查骨折移位情况（图 7-3-23），判断半月板、软骨、前交叉韧带、后交叉韧带有无损伤。清理骨折间隙骨床创面（图 7-3-24），将骨床进行新鲜化处理（图 7-3-25），随后骨折撬拨复位。

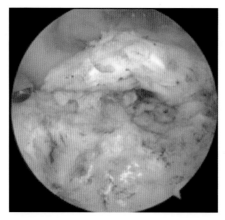

图 7-3-23　骨折显露

关节镜手术探查陈旧骨折移位，骨折间隙为瘢痕组织

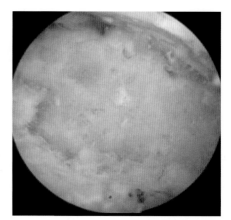

图 7-3-24　加深骨床

磨削、清理创面，加深骨床

【缝合锚钉固定】

在胫骨骨床后方预钻锚钉孔（图 7-3-26），植入 2 枚锚钉（图 7-3-27），采用缝合钩在 ACL 的两侧穿过止点骨折块（图 7-3-28）。缝线在 ACL 止点的前方打结固定（图 7-3-29）。

【锚钉缝合桥固定】

两侧缝线打结后，牵到骨折块和 ACL 的前方（图 7-3-30），将缝线穿入外排锚钉内（图 7-3-31），插入胫骨前方外排锚钉孔，缓缓击入外排锚钉（图 7-3-32），探查缝线骨折块固定情况和 ACL 张力。术后复查 X 线片，显示骨折复位情况良好（图 7-3-33）。

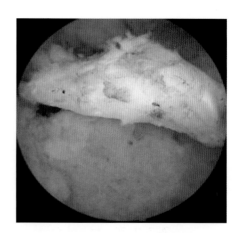

图 7-3-25　新鲜化骨折端

骨折创面用磨钻新鲜化

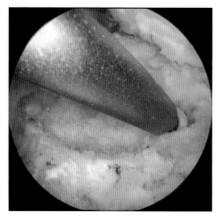

图 7-3-26　锚钉植入

骨床行锚钉钻孔预制

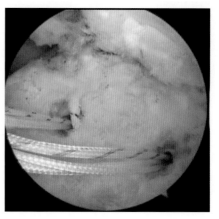

图 7-3-27　锚钉植入于骨床

骨床后方见 2 枚植入锚钉

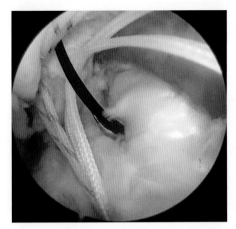

图 7-3-28　缝合过线

缝合钩缝合 ACL 止点

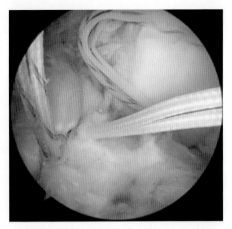

图 7-3-29　缝线打结

缝线在 ACL 的前方打结固定

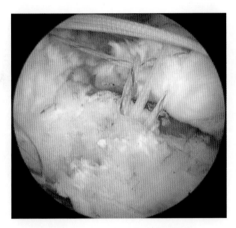

图 7-3-30　植入内侧外排锚钉

于骨床前内侧植入外排锚钉

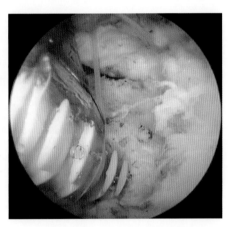

图 7-3-31　植入外侧外排锚钉

于骨床前外侧植入外排锚钉

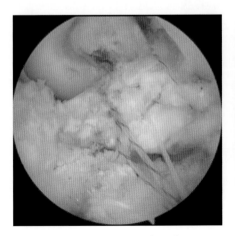

图 7-3-32　骨折固定后情况

ACL 胫骨止点缝扎固定后，骨折已复位

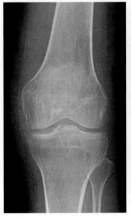

图 7-3-33　术后 X 线图像

显示骨折复位良好

【重要提示】

1. 需仔细探查是否有半月板和后交叉韧带损伤，以便设计手术方案。

2. 清理影响复位的碎骨片以及嵌入骨折间隙的膝横韧带、滑膜组织和半月板[1, 2]。

3. 儿童或者青少年骨骺未闭需注意锚钉植入的方向，避免锚钉骑跨骨骺[3]。

4. 根据骨折情况合理搭配使用锚钉，组合成三角形或平行四边形固定。

5. 管理好关节内锚钉缝线很重要，以免缝线不在同一个通道影响操作。

6. 陈旧性骨折要磨削增生的骨质，加深骨床，便于复位[4]。

参考文献

[1] 黄长明，董辉详，范华强，等. 关节镜下前交叉韧带胫骨止点撕脱骨折病例解剖观察与手术技术选择 [J]. 临床骨科杂志，2009，12（4）：361-363.

[2] GANS I, BALDWIN K D, GANLEY T J. Treatment and management outcomes of tibial eminence fractures in pediatric patients, a systematic review[J]. Am J Sports Med, 2014, 42（7）：1743-1750.

[3] SAWYER G A, ANDERSON B C, PALLER D. Biomechanical analysis of suture bridge fixation for tibial eminence fractures[J]. Arthroscopy, 2012, 28（10）：1533-1539.

[4] PANNI A S, MILANO G, TARTARONE M, et al. Arthroscopic treatment of malunited and nonunited avulsion fractures of the anterior tibial spine[J]. Arthroscopy, 1998, 14（3）：233-240.

（黄长明　傅仰攀　董辉详）

（刘玉杰　审校）

第四节　领带结套扎固定后交叉韧带胫骨止点撕脱骨折

【影像学表现】

后交叉韧带胫骨止点撕脱骨折，X 线检查显示骨折块翘起伴移位（图 7-4-1），MRI 不仅可以显示骨折，而且可以清晰地显示后交叉韧带的情况（图 7-4-2）。

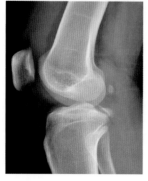
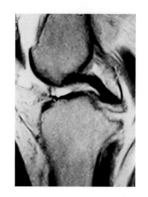

图 7-4-1　X 线图像
显示 PCL 胫骨止点骨折块翘起伴移位

图 7-4-2　MRI 图像
显示 PCL 胫骨止点骨折块翘起

【关节镜手术探查】

关节镜手术需要建立膝关节前内侧、前外侧、后内侧、后外侧4个入路。在前内侧和前外侧入路的关节镜监视下建立后外侧入路。再通过后外侧入路在关节镜监视下建立后内侧入路（图7-4-3）。

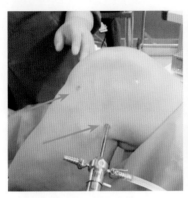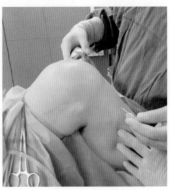

图 7-4-3　通过后外侧入路在关节镜监视下建立后内侧入路

将膝关节屈曲90°，通过后外侧入路关节镜监视，从后内侧入路置入射频等离子刀，将后关节囊纵隔打通。探查PCL撕脱骨折情况，对骨折创面进行清理新鲜化（图7-4-4）。将胫骨骨道定位器经内侧入路置于胫骨平台后方PCL足印附着处（图7-4-5），由前向后分别钻入2枚导针（图7-4-6），分别作为双股缝线套扎的骨道。

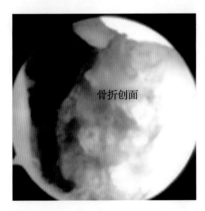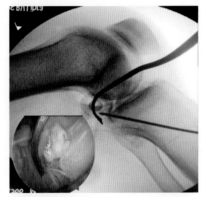

图 7-4-4　关节镜下清理骨床瘢痕，　图 7-4-5　通过膝关节内侧入路置入
　　　　　进行新鲜化处理　　　　　　　　后交叉韧带导向器，钻入导针

【捆扎撕脱骨块】

将双股缝线绕过PCL与骨折块之间送入后关节腔（图7-4-7），通过后内侧入路使用抓线钳将缝线牵出关节腔外，打结（图7-4-8），推结器将缝线推至PCL与骨折块交界处捆扎牢固（图7-4-9），将两条双股缝线分别通过2个隧道牵引线从胫骨结节前下方牵出，在骨桥上打结固定。镜下观察骨折块复位（图7-4-10）。术后X线检查显示骨折复位良好（图7-4-11）。

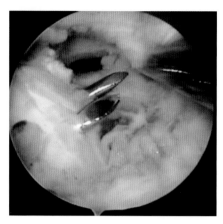

图 7-4-6　2 枚导针钻入胫骨后方 PCL
骨床，作为套扎线固定的通道

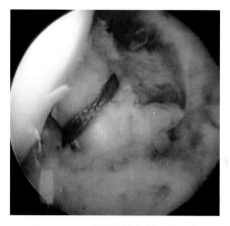

图 7-4-7　膝关节前内侧入路观察

双股高强度缝线分别从 PCL 两侧引入后关节腔

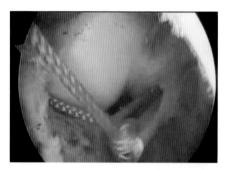

图 7-4-8　后关节腔观察（一）

缝线结套扎在 PCL 与骨块之间，推结器推
进，打结固定

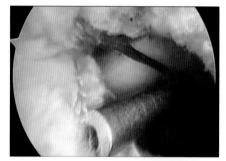

图 7-4-9　后关节腔观察（二）

缝线结牢固地套扎在 PCL 与骨折块之间

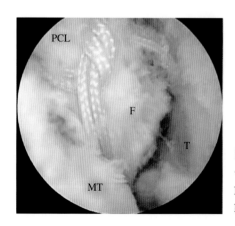

图 7-4-10　高强度缝线分别被牵入两个胫
骨骨道，在胫骨结节前下方骨桥上打结固定

PCL. 后交叉韧带；F. 撕脱骨折块；T. 胫骨；
MT. 胫骨平台内侧髁

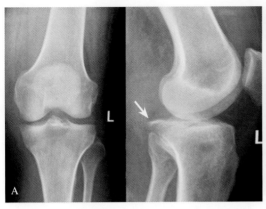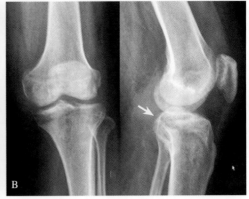

图 7-4-11　X 线图像

术前（A）骨折块翘起，术后（B）骨折块复位良好

【重要提示】

1. 缝线结要位于骨折块与 PCL 之间，有利于增强抗拉强度和骨折块的固定。
2. 骨道内出口尽量位于骨折块后外侧和后内侧，以便缝线交叉固定牢固。

（王明新）

（刘玉杰　审校）

第五节　EndoButton 悬吊固定后交叉韧带撕脱骨折

【手术方法】

通过膝关节高位后内侧关节镜入路，清理后关节腔滑膜组织，探查 PCL 胫骨止点撕脱骨折情况（图 7-5-1），必要时进行关节镜下骨折撬拨复位。将胫骨骨道定位器置于胫骨平台 PCL 附着处（图 7-5-2），导针经导向器钻入胫骨后髁 PCL 附着处（图 7-5-3）。

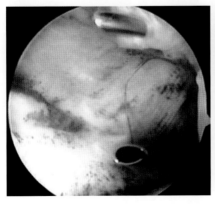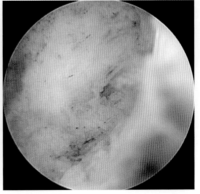

图 7-5-1　经膝关节高位后内侧入路，清理后关节腔滑膜和陈旧血块

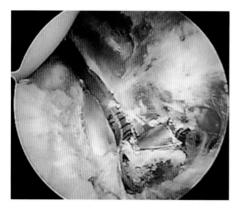

图 7-5-2　后关节腔观察

经内侧入路将 PCL 胫骨骨道定位器压在撕脱骨折
块上

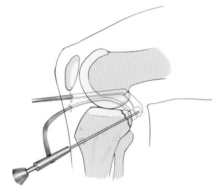

图 7-5-3　导针沿导向器钻入胫骨后髁
PCL 附着处

　　用直径 2.4 mm 的导针，经导向器钻透骨折块并从中央穿过。将导丝或 PDS 缝线牵引线穿入隧道。导针携牵引线经胫骨骨道外口穿过骨折块进入后关节腔（图 7-5-4），抓线钳从后内侧入路将高强度缝线牵出关节腔外（图 7-5-5），在关节外连接好袢钢板之后，从胫骨前方隧道外口牵拉缝线（图 7-5-6），袢钢板逐渐贴紧骨折块（图 7-5-7）。

　　调整袢钢板，将骨折块压紧并复位（图 7-5-8），在胫前隧道外口缝线末端穿入另一块 EndoButton 钢板，收紧尾线，缝线打结固定。术后探查骨折块复位良好，PCL 的张力正常（图 7-5-9）。术前（图 7-5-10）和术后（图 7-5-11）影像学检查对照显示骨折复位及钢板位置正常。

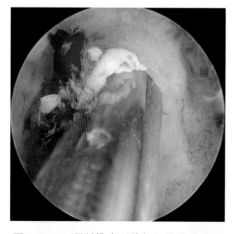

图 7-5-4　导针携牵引线经胫骨骨道外口
穿过骨折块进入后关节腔

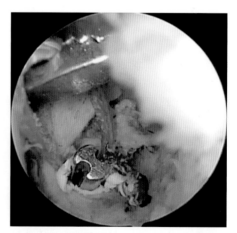

图 7-5-5　抓线钳经后内侧入路将高强度
缝线牵出关节腔外

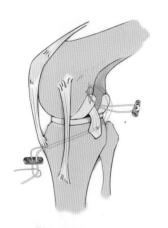

图 7-5-6　牵拉缝线

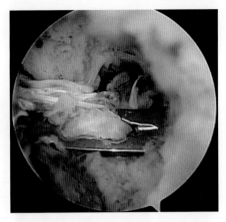

图 7-5-7　调整好袢钢板，经牵拉牵引
线钢板逐渐到达位置

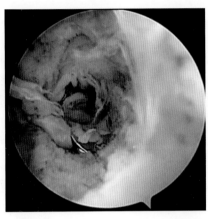

图 7-5-8　于胫骨前方隧道外口拉紧缝
线，袢钢板压迫骨折块将其复位

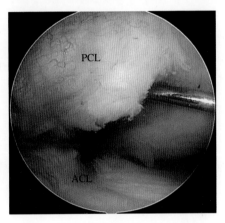

图 7-5-9　前内侧入路关节镜观察
显示 PCL 张力正常
ACL. 前交叉韧带；PCL. 后交叉韧带

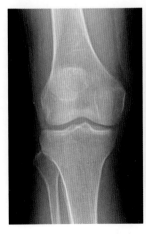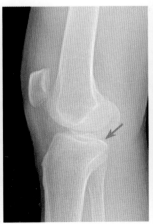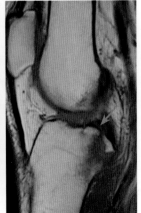

图 7-5-10　术前 X 线及 MRI 图像
显示 PCL 胫骨止点撕脱骨折

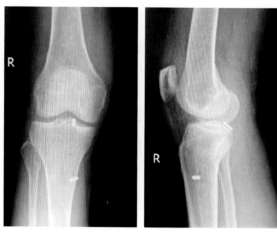

图 7-5-11　术后 X 线图像

显示骨道及钢板位置良好

【重要提示】

1. 新鲜骨折复位后，直接采用后交叉韧带定位器固定骨折块，然后通过导针隧道过线。

2. 胫骨与骨折块的隧道直径不宜过粗，能过袢和缝线即可，采用较细的骨道，以避免骨强度降低导致的骨折块碎裂。

（王明新）

（刘玉杰　审校）

第八章 交叉韧带翻修术

第一节 概 述

膝关节前交叉韧带（ACL）重建手术对膝关节稳定性、解除症状和恢复运动的有效率达 75% ~ 97%[1-3]，但仍有 0.7% ~ 20% 的患者由于移植物问题需要翻修[4]。术后 5 年翻修率为 5.4%[5]。翻修的主要原因为再创伤、技术问题、移植物和固定材料因素等。股骨骨道定位错误占 70% ~ 80%，创伤因素占 5% ~ 10%[4, 6]。胫骨不愈合、感染、异体移植物排斥反应等问题也很常见。翻修术对骨道的设计要特别注意避免新旧隧道重合造成隧道扩大。如果原隧道扩大，可取自体髂骨植骨，也可以取自体骨 – 髌腱 – 骨（B–P–B）或带骨块的股四头肌腱作为翻修的移植材料。

后交叉韧带（PCL）损伤术后翻修以骨道定位错误、移植物选择不当、内固定材料与方法不合适、胫骨平台后方骨折 PCL 撕裂失效、复位固定不良或漏诊等为常见原因。技术因素占 44%，综合因素占 56%，胫骨和股骨骨道定位错误，重建点偏离解剖止点，造成 PCL 重建术后失败[7]。因移植物因素造成翻修，腘绳肌腱占 15%，骨 – 髌腱 – 骨移植固定发生胫骨后移＞ 5 mm 占 21%，股四头肌腱移植占 9% ~ 33%，异体肌腱失败率更高，占 29% ~ 56%。PCL 翻修术前要充分考虑失败因素、内固定物取出、隧道扩大和骨缺损植骨、新骨道定位与钻取、肌腱移植物选择、半月板修复等问题[8, 9]。

参考文献

[1] ENGELMAN G H, CARRY P M, HITT K G, et al. Comparison of allograft versus autograft anterior cruciate ligament reconstruction graft survival in an active adolescent cohort[J]. Am J Sports Med, 2014, 42（10）: 2311–2318.

[2] FREEDMAN K B, D'AMATO M J, NEDEFF D D, et al. Arthroscopic anterior cruciate ligament reconstruction: a meta analysis comparing patellar tendon and hamstring tendon autografts[J]. Am J Sports Med, 2003, 31（1）: 2–11.

[3] KAMATH G V, REDFERN J C, GREIS P E, et al. Revision anterior cruciate ligament reconstruction[J]. Am J Sports Med, 2011, 39（1）: 199–217.

[4] BACH B R, PROVENCHER M T. ACL surgery : how to get it right the first time and what to do if it fails[M]. Thorofare: SLACK, 2010: 239–251.

[5] ADRIANI E, SUMMA P, DI PAOLA B. Pre–operative planning in anterior cruciate ligament reconstruction revision surgery[J]. Joints, 2013, 1（1）: 25–33.

[6] BENEDETTO P D, BENEDETTO E D, FIOCCHI A, et al. Causes of failure of anterior cruciate ligament reconstruction and revision surgical strategies[J]. Knee Surg Relat Res, 2016, 28（4）: 319–324.

[7] NOYES F R, BARBER-WESTIN S D. Posterior cruciate ligament revision reconstruction, Part 1: causes of surgical failure in 52 consecutive operations[J]. Am J Sports Med, 2005, 33（5）: 646–654.

[8] GILL G K, GWATHMEY F W. Revision PCL reconstruction review/update[J].Curr Rev Musculoskelet Med, 2018, 11（2）: 320–324.

[9] FANELLI G C, FANELLI M G, FANELLI D G. Revision posterior cruciate ligament surgery[J]. Sports Med Arthrosc Rev, 2017, 25（1）: 30–35.

第二节　前交叉韧带翻修术

【前交叉韧带重建失败的原因】

前交叉韧带重建失败的原因常为骨道的位置不正确、界面螺钉拧入过深（图 8-2-1）、金属螺钉尖端切割移植物造成移植物断裂失效。

胫骨骨道扩大影响腱骨愈合常常也是前交叉韧带翻修的重要原因（图 8-2-2）。通过 X 线图像观察螺钉的位置，即可以明确隧道是否正确。

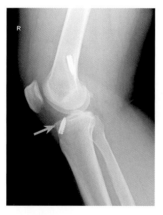
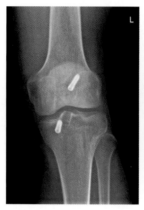
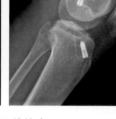

图 8-2-1　X 线图像

金属螺钉位置不正确，胫骨端偏前并高出软骨下骨，切割移植物

图 8-2-2　X 线检查

胫骨骨道扩大

【骨道翻修与钻取】

关节镜下探查显示移植的韧带松弛，已经失效（图 8-2-3）。清理残存的韧带及滑膜组织，找到螺钉，即骨道的内口（图 8-2-4），关节镜直视下将螺钉及内植入物取出（图 8-2-5），发现隧道骨壁硬化（图 8-2-6）。

将隧道硬化带磨削去除（图 8-2-7），关节镜插入隧道，观察骨壁硬化带是否清理干净（图 8-2-8）。如果隧道的位置正常，可以清理完毕在原隧道重建 ACL。钻取胫骨骨道（图 8-2-9）。取自体腘绳肌腱移植，采用 EndoButton 固定（图 8-2-10），术毕关节镜下观察翻修重建的 ACL（图 8-2-11），术后 X 线复查（图 8-2-12）。

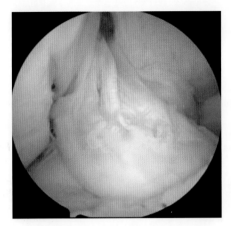

图 8-2-3　关节镜手术探查

ACL 松弛，失效

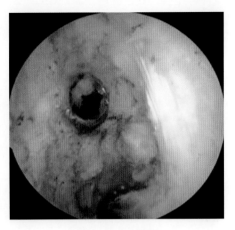

图 8-2-4　清理

显露金属螺钉

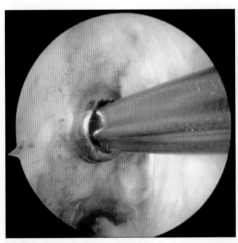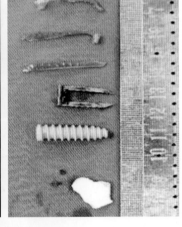

图 8-2-5　原内固定物取出

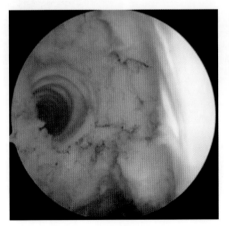

图 8-2-6　原股骨骨道

隧道骨壁硬化

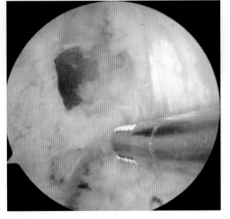

图 8-2-7　清理隧道硬化带

磨削去除硬化带

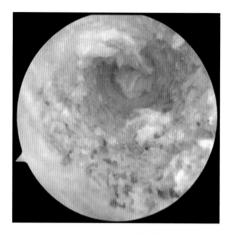

图 8-2-8　隧道硬化带清理后

关节镜下观察骨壁硬化带清理情况

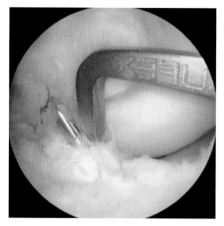

图 8-2-9　建立胫骨骨道

用胫骨骨道瞄准器钻取胫骨骨道

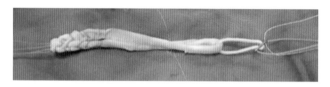

图 8-2-10　移植物准备

腘绳肌腱移植 EndoButton 固定

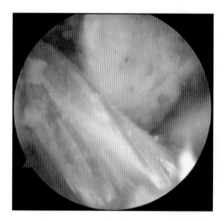

图 8-2-11　移植物引入后情况

腘绳肌腱移植 ACL 翻修情况

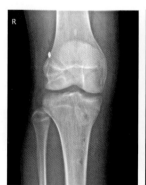

图 8-2-12　术后 X 线正、侧位图像

显示 ACL 翻修隧道与内植入物位置良好

　　如果原骨道不正确，需要重建选择股骨和胫骨定位点。钻取骨道前，必须设计和调整好隧道内、外口的位置，以免新旧隧道重叠打穿。必要时将导针插入原骨道，钻好新骨道的导针，进行 X 线透视确认后再钻取股骨骨道（图 8-2-13）和胫骨骨道（图 8-2-14）。隧道钻取完成后，将关节镜插入隧道，观察隧道壁的情况。

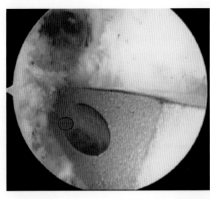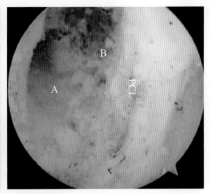

图 8-2-13　股骨新隧道建立

A. 新股骨骨道；B. 原股骨骨道

原股骨骨道偏移解剖位置；PCL. 后交叉韧带

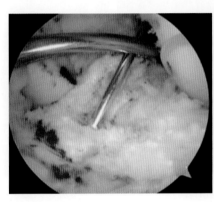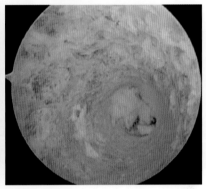

图 8-2-14　胫骨新隧道建立

钻取新的胫骨骨道，关节镜下观察隧道壁良好

【移植物固定】

翻修手术选择肌腱移植物的固定不同于初次重建，一定要慎重考虑。

如果骨道扩大，准备消灭骨道，行 ACL 翻修一期重建，可选择骨 - 髌腱 - 骨移植（图 8-2-15），将骨块镶嵌入隧道，采用 EndoButton 或界面钉固定（图 8-2-16）。

取带髌骨块的股四头肌腱（图 8-2-17）作为移植材料也是一种经常选择的方法，将髌骨块端嵌入扩大的骨道内，采用 EndoButton 或界面钉固定，胫骨端采用 U 形钉固定，一期完成填充骨缺损和 ACL 翻修重建手术，术后探查翻修重建的 ACL（图 8-2-18），X 线复查（图 8-2-19）。

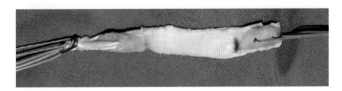

图 8-2-15　自体骨 - 髌腱 - 骨移植物

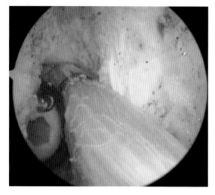

图 8-2-16　移植物界面钉固定

关节镜显示内固定良好，重建韧带张力好

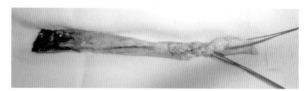

图 8-2-17　带髌骨块的自体股四头肌腱

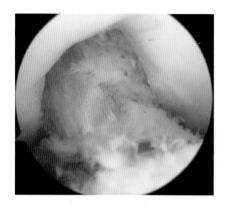

图 8-2-18　关节镜检查

显示 ACL 翻修重建后移植物情况

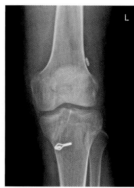

图 8-2-19　术后正、侧位 X 线图像

ACL 翻修后隧道与内固定物位置良好

【重要提示】

1. 充分了解初次手术方式、移植物、内固定物的选择。

2. 分析初次手术失败原因是技术因素、生物因素、创伤因素，还是综合因素。

3. 认真分析影像学资料，判定隧道位置是否准确，以便做决策。

4. 合理选用移植物，首选自体移植物。人工韧带或异体肌腱备用。

5. 准备好手术内固定物取出和植入器械，尽可能地取出原内固定物。

（黄长明　刘玉杰）

第三节　后交叉韧带翻修术

【PCL 翻修技术】

胫骨平台后方骨折 PCL 止点损伤术后不稳定者，根据 X 线检查（图 8-3-1）和

CT 三维重建图像（图 8-3-2）等影像学检查结果，判断初次手术采用的手术方式和内固定材料。

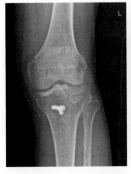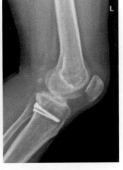

图 8-3-1　翻修术前正、侧位 X 线图像
显示胫骨平台后方劈裂骨折螺钉内固定

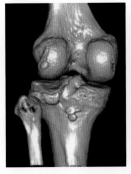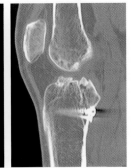

图 8-3-2　CT 图像
显示螺钉内固定骨折位置

患者取俯卧位。膝关节后方开放手术（图 8-3-3），取出影响钻取胫骨骨道的螺钉。如果前次的骨道位置正确，则不需要再钻骨道，否则需要重新设计位置和钻取新的骨道。翻修时，金属内固定物影响操作者，需要先取出内固定物，然后再钻取新的骨道。顺便在开放切口内找到正确的 PC 胫骨附着点，在胫骨定位器的引导下打入导针（图 8-3-4）并钻取胫骨骨道（图 8-3-5）。

【建立股骨骨道】

患者翻身转为仰卧位。探查显示 PCL 松弛。选择股骨骨道的定位点（图 8-3-6），用股骨瞄准器打入直径为 2.2 mm 的导针（图 8-3-7）。

图 8-3-3　后方手术入路
采用膝关节后方"S"形皮肤切口，探查原隧道及内固定物

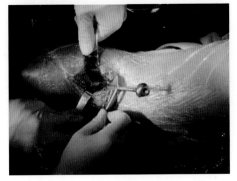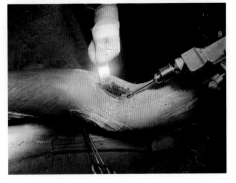

图 8-3-4　胫骨骨道放置定位器　　　　图 8-3-5　建立胫骨骨道
在膝关节后方切口的直视下置入定位器　　直视下沿导针钻取胫骨骨道

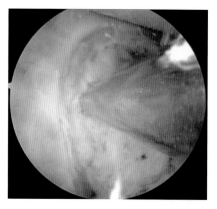

图 8-3-6 股骨骨道定位

在股骨髁间窝内侧 PCL 附着处用尖锥标记
隧道内口

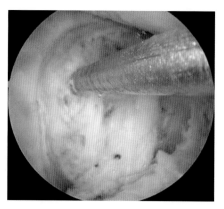

图 8-3-7 股骨骨道打入导针

在股骨定位器的引导下打入导针

先用直径为 4.5 mm 的空心钻头钻通股骨骨道（图 8-3-8），测量股骨骨道的长度（图 8-3-9）。根据移植物的直径，选合适的钻头钻取股骨骨道（图 8-3-10），并注意保护 PCL 残端纤维。

【引线移植物并固定】

将牵引线从胫骨骨道引入关节腔（图 8-3-11），再引入股骨骨道外。将移植物和袢钢板牵入股骨骨道（图 8-3-12），助手双手交替拉紧缝线，将袢钢板翻转后贴附在股骨干皮质，膝关节反复屈伸活动 20 次后，将膝关节屈曲 30°，固定胫骨端肌腱。检查 PCL 移植物张力正常（图 8-3-13）。术后 CT 三维重建（图 8-3-14）或 MRI 检查（图 8-3-15）显示骨道和内固定物位置良好。

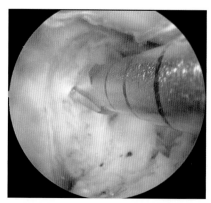

图 8-3-8 建立股骨骨道

采用直径 4.5 mm 的钻头打通股骨骨道

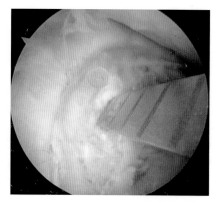

图 8-3-9 测量股骨骨道长度

用测深器测量股骨骨道的长度

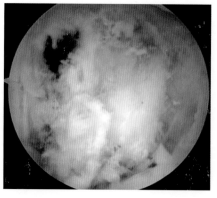

图 8-3-10 股骨骨道的建立

选择与移植物直径相同的钻头钻取股骨骨道

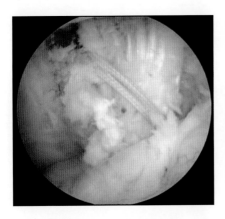
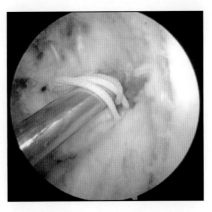

图 8-3-11　引入牵引线

关节镜下显示牵引线从胫骨骨道进入膝关节腔

图 8-3-12　引入移植物

将袢钢板和移植物经关节腔牵入股骨骨道

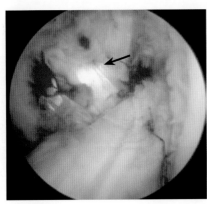
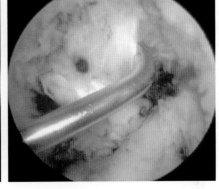

图 8-3-13　PCL 翻修后关节镜手术探查

显示重建的 PCL 张力正常

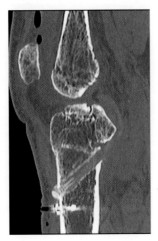
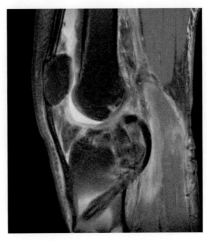

图 8-3-14　术后三维 CT 图像

显示 PCL 翻修术后胫骨骨道位置良好

图 8-3-15　术后 MRI 图像

显示翻修术后肌腱移植物良好

【重要提示】

1. PCL 翻修前要分析初次手术失效的原因，做好翻修手术计划。
2. 骨道错误需要翻修的病例，重新设计和钻取骨道是最关键的问题。
3. 术前膝关节影像学和血管超声检查有助于了解血管走行及骨道定位。
4. 翻修应尽可能选用自体肌腱移植物，必要时备选人工韧带或异体肌腱。

（黄长明）

（刘玉杰 审校）

第九章　膝关节不稳修复重建术

第一节　膝关节内侧不稳修复重建术

膝关节内侧稳定结构包括内侧副韧带和后内角。内侧副韧带分为浅层和深层；后内角包括后斜韧带、半膜肌腱鞘附着部、内侧半月板后内侧角和后内侧关节囊。两者组成的膝关节内侧稳定结构是控制膝外翻、胫骨外旋及前移的重要结构。

膝关节内侧稳定结构损伤占膝关节损伤的46.2%，直接暴力作用于膝关节外侧，导致膝关节过度外翻，发生内侧副韧带损伤和后斜韧带损伤[1]。外翻应力结合胫骨外旋造成后内角损伤和内侧副韧带的深层和浅层损伤。

【膝关节内侧稳定结构损伤的诊断】

1. **阳性体征**　膝关节肿胀、皮下组织淤血（图9-1-1），下肢力线异常（图9-1-2）。膝关节内侧副韧带及关节间隙压痛，通过触压可以明确韧带损伤的位置。外翻应力试验阳性（图9-1-3）。如屈曲30°外翻松弛而0°检查正常，表示以内侧副韧带损伤为主；如屈曲30°外翻和0°检查均松弛，表示内侧副韧带、后斜韧带及交叉韧带损伤[2]。

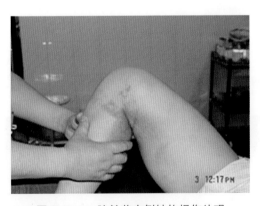

图9-1-1　膝关节内侧结构损伤外观
膝关节肿胀，皮下组织大面积淤血

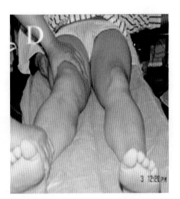

图9-1-2　右下肢力线异常

2. **影像学检查**　膝外翻应力位X线检查，根据内侧关节间隙增宽程度分为3度。Ⅰ度：3~5mm；Ⅱ度：6~10mm；Ⅲ度：>10mm（图9-1-4）[2]。

MRI检查显示内侧副韧带信号连续性中断，损伤区高信号为出血、水肿（图9-1-5）。

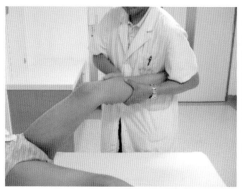
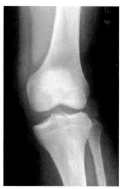

图 9-1-3　膝外翻应力试验阳性

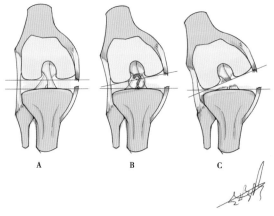

图 9-1-4　膝外翻应力位韧带损伤程度
A. Ⅰ度；B. Ⅱ度；C. Ⅲ度

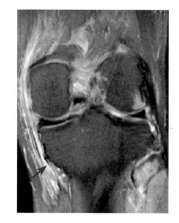

图 9-1-5　MRI 图像
显示膝关节内侧副韧带损伤

3. 关节镜手术探查　关节镜手术探查发现膝关节内侧间隙增宽（图 9-1-6），后内侧韧带复合体撕裂（图 9-1-7）和关节囊撕裂（图 9-1-8），交叉韧带损伤（图 9-1-9）。

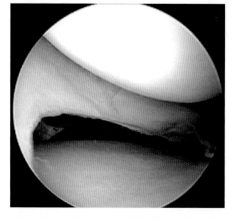

图 9-1-6　后内侧韧带复合体损伤关节镜表现
显示内侧半月板与胫骨平台间隙增宽

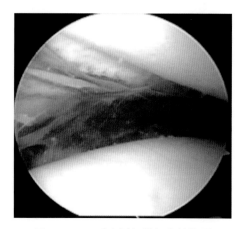

图 9-1-7　后内侧韧带复合体撕裂

196

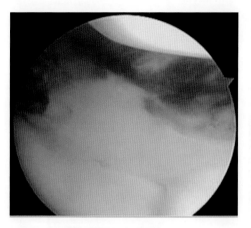

图 9-1-8　关节囊撕裂

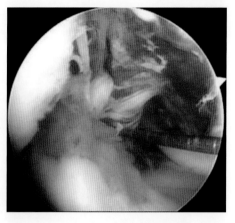

图 9-1-9　后内侧韧带复合体合并前交叉韧带损伤

【膝关节内侧稳定结构损伤修复术】

取膝关节内侧纵切口，以膝关节间隙为中心，于股骨内上髁和内收肌结节之间根据损伤情况向两端延长切口。切开皮肤、皮下组织，显露缝匠肌筋膜，注意保护隐神经。显露内侧副韧带浅层（图 9-1-10），分离至深层和后内角之间。显露半月板和内侧副韧带深层结合部，探查损伤情况（图 9-1-11）。损伤结构明确后，应从最深的结构向外修复[3]。

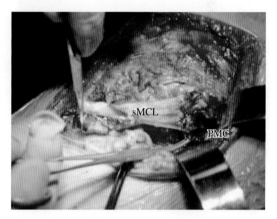

图 9-1-10　膝关节内侧稳定结构损伤术中探查

手术显示内侧稳定结构严重损伤，内侧副韧带浅层（sMCL）和后斜韧带（PMC）胫骨止点撕脱

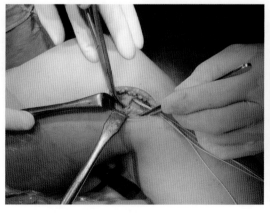
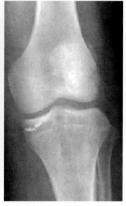

图 9-1-11　缝合锚钉修复内侧深层结构及半月板胫骨韧带

内侧半月板股骨韧带撕裂采用缝合锚钉固定。后斜韧带股骨侧损伤可以将松弛的后斜韧带向前侧和近侧牵拉到股骨，缝合在骨膜上，或将撕裂的后斜韧带前缘缝合到内侧副韧带。后斜韧带胫骨附着部撕脱可采用缝合锚钉修复（图 9-1-12）。深部结构修复完成后，将膝内翻并保持完全伸直[4]。

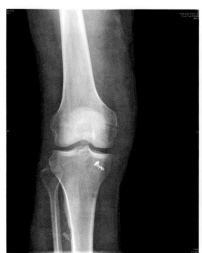
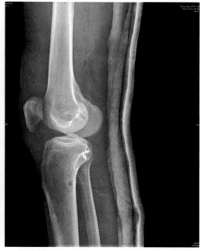

图 9-1-12　后斜韧带胫骨附着部损伤缝合锚钉修复术后 X 线图像

内侧副韧带浅层撕脱可以使用缝合锚钉（图 9-1-13）、U 形钉或螺钉 / 垫圈（图 9-1-14）进行修复。

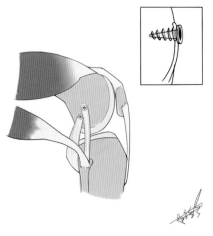
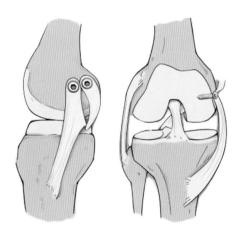

图 9-1-13　缝合锚钉修复内侧副韧带浅层股骨侧损伤

图 9-1-14　螺钉 / 垫圈修复内侧副韧带浅层股骨侧损伤

【膝关节内侧稳定结构损伤重建术】

膝关节内侧稳定结构重建术适合于内侧韧带严重损伤或慢性膝关节内侧不稳无法修复者。

半腱肌腱重建稳定结构：取自体半腱肌腱，保留其在胫骨止点，肌腱近端编织缝合。在股骨内上髁后上缘钻导针，将半腱肌腱绕在克氏针上，测试并确定等长点后，膝关节屈曲30°，内翻应力下将半腱肌腱拉紧，拧入直径为6.5 mm的松质骨螺钉。半腱肌腱尾端拉到半膜肌腱下方，在膝关节屈曲30°位将其缝合至半膜肌腱上[5]（图9-1-15）。

解剖重建技术以Coobs法（图9-1-16）为代表[6]，通过膝关节内侧切口，采用2个独立的肌腱移植物和4个不同的骨道重建内侧副韧带浅层和后斜韧带。肌腱移植物可采用同种异体或股薄肌和半腱肌移植。

将2个肌腱移植物分别拉入近端和远端预制的骨道，采用界面螺钉于膝关节屈曲30°固定内侧副韧带浅层，0°固定后斜韧带。后来发展成股骨侧单骨道固定的Borden法（图9-1-17）重建技术[6]。

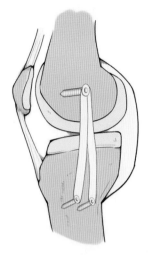

图9-1-15　半腱肌腱重建膝关节内侧稳定结构

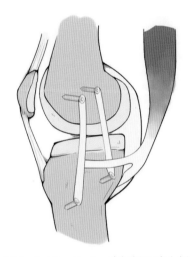

图9-1-16　Coobs法解剖重建内侧副韧带浅层和后斜韧带

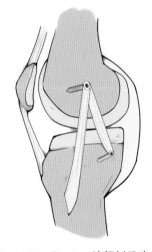

图9-1-17　Borden法解剖重建内侧副韧带浅层和后斜韧带

（李海鹏　刘玉杰）

参考文献

[1] ROBERTO R, FABRIZIO M. Knee ligament injuries: extra articular surgical techniques [M]. Turin: Springer, 2014.

[2] AZAR F M. Evaluation and treatment of chronic medial collateral ligament injuries of the knee [J]. Sports Med Arthrosc Rev, 2006, 14 (2): 84-90.

[3] COEN A W, CHAD J G, STEINAR J. Injuries to the medial collateral ligament and associated medial structures of the knee [J]. Am J Bone Joint Surg, 2010, 92 (5): 1266-1280.

[4] 李海鹏，姚建华，孙天胜，等 . 缝合锚钉治疗急性膝关节内侧副韧带损伤 [J]. 军医进修学院学报，2009，30（6）：806-807.

[5] DELONG J M, WATERMAN B R. Surgical techniques for the reconstruction of medial collateral ligament and posteromedial corner injuries of the knee: a systematic review[J]. Arthroscopy, 2015, 31 (11) : S07498063.

[6] DOUGLAS W J. Master techniques in orthopaedic surgery: reconstructive knee surgery[M].3rd ed.Philadelphia: Lippincott Williams & Wilkins, 2008.

第二节　膝关节外侧不稳修复重建术

膝关节外侧稳定结构主要是后外侧韧带复合体（图 9-2-1），包括外侧副韧带、腘肌腱、腘腓韧带。外侧副韧带起自股骨外上髁，止于腓骨小头外侧，主要功能是防止膝关节内翻，防止胫骨外旋与后坠。腘肌从胫骨近端后方起始，止于股骨外侧髁外侧副韧带附着点前下方，腘腓韧带将其与腓骨头连接，腱性部分经关节内侧与外侧半月板连接。目前认为腘肌是膝关节外侧结构中重要的动力性结构，腘腓韧带对限制胫骨相对于股骨的外旋活动有重要作用[1]。

膝前外侧韧带（anterolateral ligament，ALL）是膝关节周围韧带近期研究的热点，直到 2007 年，Vieira 才将其正式命名为 "anterolateral ligament"[2]。ALL 胫骨止点位于腓骨头与 Gerdy 结节之间，股骨

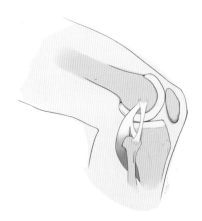

图 9-2-1　后外侧韧带复合体解剖示意图

止点的解剖位置为股骨外侧髁即外侧副韧带止点的前下方或后上方。ALL 的主要功能是维持膝关节内旋与前向稳定，也是膝关节外侧稳定结构之一。

膝关节外侧稳定结构损伤多数是因车祸、坠落伤和运动伤引起，常并发后交叉韧带（PCL）、前交叉韧带（ACL）、半月板等结构损伤。后外侧韧带复合体损伤以伴随 PCL 损伤为主，孤立性后外侧韧带复合体损伤仅占 28%；ALL 损伤常伴随 ACL 损伤，急性前交叉韧带损伤中 46%~79% 的患者存在 ALL 损伤[3]。

【关节镜检查】

关节镜检查（图 9-2-2）发现膝关节外侧关节间隙松弛，关节镜直通征阳性，即关节镜检查时外侧间隙张开大于 1 cm，提示膝关节后外侧韧带复合体损伤。

【分型与治疗】

美国医学会运动医学委员会韧带损伤严重程度分度：

Ⅰ度损伤：有少量韧带纤维撕裂，无关节失稳。

Ⅱ度损伤：更多韧带纤维断裂，轻度到中度关节失稳。

Ⅲ度损伤：韧带完全断裂，显著关节失稳。

Ⅰ度、Ⅱ度膝关节后外侧韧带复合体损伤通常采取保守治疗，膝伸直位固定 3~4

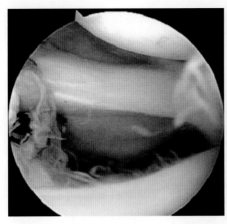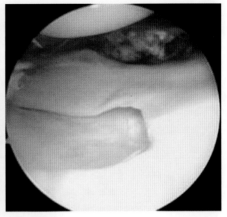

图 9-2-2　膝关节外侧韧带损伤关节镜表现

关节镜检查显示外侧隐窝处见到半月板与腘肌腱损伤（出血与淤血）

周后行膝关节屈伸功能锻炼，在固定期间患肢进行等长肌肉锻炼，练习推髌骨；6～8周开始闭链运动；10周内避免腘绳肌练习；12～14周可自由练习。Ⅲ度损伤需手术治疗，急性损伤手术应在 2 周内施行。

　　对合并前、后交叉韧带断裂和半月板损伤的患者，应先在关节镜下处理前、后交叉韧带和半月板损伤，然后修复或重建膝关节后外侧韧带复合体[4]。

（一）膝关节后外侧韧带复合体修复术

　　采用膝关节外侧纵切口或弧形切口（图 9-2-3），显露膝关节后外侧的髂胫束、股二头肌、腓总神经、外侧副韧带、腘肌和腘肌腱、腘腓韧带和后外侧关节囊（图 9-2-4）。

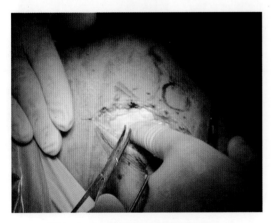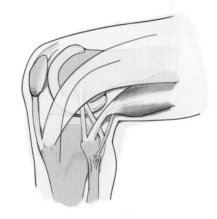

图 9-2-3　膝关节外侧弧形切口　　　　　图 9-2-4　膝关节后外侧韧带复合体结构
　　　　　　　　　　　　　　　　　　　　　　　　　　的显露

　　修复由深至浅，针对不同的损伤结构采取不同的修复方法。对于腘肌腱、LCL 从股骨上撕脱，可分别用 Bunnell 式缝合穿骨固定术（图 9-2-5）；韧带实质部撕裂可用不可吸收材料进行 Bunnell 式缝合将末端对合（图 9-2-6）；腘肌腱 - 肌腹交界部断裂，可用缝线以 Bunnell 式缝合肌腱，缝线穿过胫骨钻孔内，拉出位于胫骨前外侧面靠近 Gerdy 结节处固定（图 9-2-7）；LCL 腓骨止点处撕脱骨折，可将骨折复位，采取螺钉固定或缝合锚钉固定（图 9-2-8）[5]。

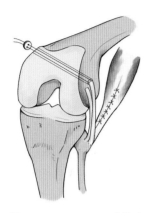

图 9-2-5　Bunnell 式缝合穿骨固定术

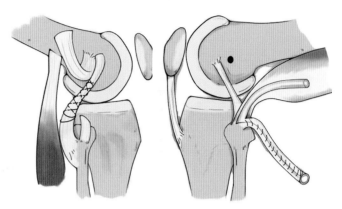

图 9-2-6　不可吸收材料 Bunnell 式缝合术修复膝关节外侧韧带实质内撕裂

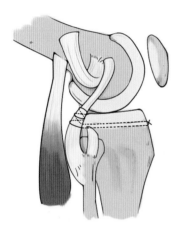

图 9-2-7　腘肌肌肉内或肌腱 – 肌腹交界部断裂修复术

采用缝线以 Bunnell 式缝合肌腱，缝线穿过胫骨上的钻孔，拉出位于胫骨前外侧面靠近 Gerdy 结节处固定

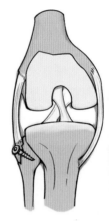

图 9-2-8　螺钉固定外侧副韧带腓骨止点处撕脱骨折

（二）膝后外侧韧带重建术

严重膝后外侧韧带复合体损伤或慢性膝后外侧不稳的患者，需要行后外侧稳定结构重建手术。代表性的重建方法有：切取部分股二头肌长头肌腱解剖重建（图 9-2-9）、取腘绳肌腱双束解剖重建 PLC（图 9-2-10）[6]。

（三）自体骨 – 髌腱 – 骨重建

1. 手术体位　术前用记号笔标记膝关节解剖标志，包括髌骨、胫骨结节、髌腱、股骨外侧髁、胫骨平台、腓骨小头、腓总神经和手术切口（图 9-2-11）。切口在股骨

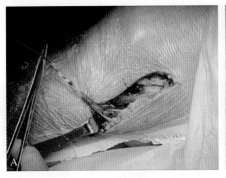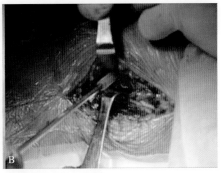

图 9-2-9　股二头肌长头肌腱解剖重建

A. 取股二头肌长头肌腱 Bunnell 式缝合肌腱游离端；B. 于股骨外上髁钻孔，将肌腱穿行于髂胫
束内侧引入骨孔拉紧，挤压螺钉固定

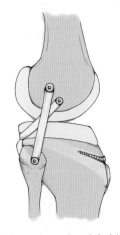

图 9-2-10　腘绳肌腱双束解剖重建 PLC

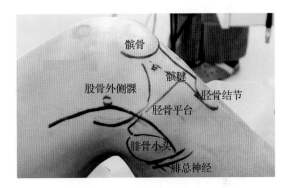

图 9-2-11　手术入路标记

膝关节屈曲 90°，标记解剖结构体表位置

外侧髁偏后位置，沿股骨外侧髁下缘至腓骨小头前缘做弧形长切口。麻醉后取平卧位，膝关节保持屈曲 90°，大腿外侧放置侧方挡板，足部可采用足蹬固定[7]。

2. **手术入路**　切开皮肤，显露髂胫束、股二头肌腱和腓骨小头（图 9-2-12），在腓骨小头后缘下方的筋膜下解剖显露腓总神经并加以保护（图 9-2-13）。

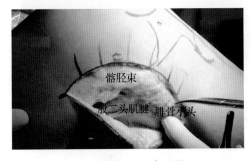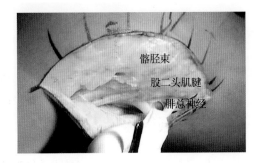

图 9-2-12　手术显露

经髂胫束、股二头肌腱和腓骨小头之间分离显露

图 9-2-13　显露腓总神经

于腓骨小头后缘下方，沿股二头肌腱下缘显露腓总神经

沿股二头肌的上缘将肌腱分离至腓骨小头，找到股二头肌在腓骨小头的附着点，外侧副韧带在股二头肌止点前缘附着在腓骨小头（图9-2-14）。显露外侧副韧带腓骨小头附着点（图9-2-15），并将外侧副韧带断端显露（图9-2-16）。

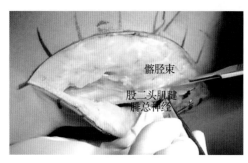

图 9-2-14　显露外侧副韧带下止点

沿股二头肌腱前缘切开找到腓骨小头，即外侧副韧带的下止点

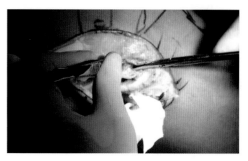

图 9-2-15　显露外侧副韧带

扩大筋膜切口，由腓骨小头止点显露外侧副韧带

3. 移植物的制备　取髌前正中切口，逐层显露至髌腱，用尖刀纵行切开髌腱（图9-2-17）。测量、切取髌腱的宽度为 8 mm，尽量保持两端宽度一致（图9-2-18）。近端沿髌腱切口长轴用电刀在髌骨处切除软组织，显露大约 20 mm（图9-2-19），用摆锯和骨刀做髌骨和胫骨结节梯形截骨（图9-2-20）。切取的骨块长度为 25 ~ 30 mm（图9-2-21）。

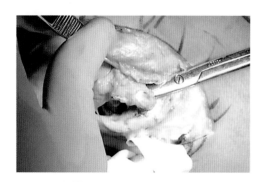

图 9-2-16　显露外侧副韧带断端

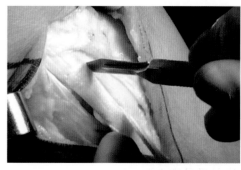

图 9-2-17　髌腱移植物显露

取髌前正中切口显示髌腱，尖刀平行纵向切开髌腱

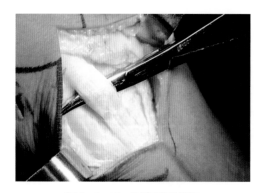

图 9-2-18　剥离髌腱组织

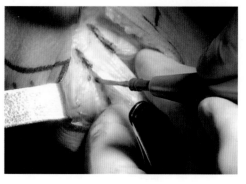

图 9-2-19　使用电刀标记取骨栓长度

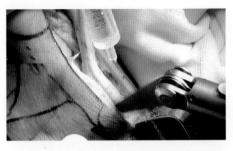

图 9-2-20　使用摆锯截取胫骨结节骨块

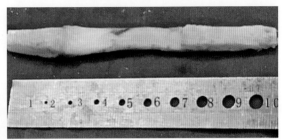

图 9-2-21　测量移植物

骨 – 髌腱 – 骨总长度约为 100 mm，上下骨块长度为 25 ~ 30 mm，肌腱直径 8 mm

4. 钻取移植骨道　移植物制备完成后，选取合适的股骨和腓骨骨道进行重建。首先钻取股骨骨道，沿外侧副韧带残端找到股骨外侧髁附着处，用克氏针定位（图 9-2-22）。在钻取腓骨骨道之前，应进一步解剖腓总神经，并加以保护，避免手术操作误伤神经（图 9-2-23）。

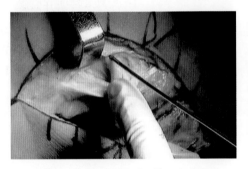

图 9-2-22　外侧副韧带止点定位

劈开髂胫束，沿外侧副韧带残端找到外侧副韧带止点，用克氏针进行定位

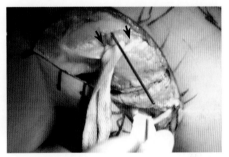

图 9-2-23　保护腓总神经

沿腓骨小头充分显露腓总神经并加以保护

在腓骨小头前缘显露腓骨组织，将克氏针沿腓骨的长轴方向打入（图 9-2-24），确定腓骨骨道方向。采用空心钻钻取长度为 25 ~ 30 mm 的骨道（图 9-2-25）。

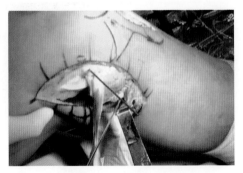

图 9-2-24　克氏针定位

沿腓骨长轴方向打入

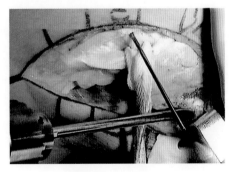

图 9-2-25　腓骨骨道钻取

沿克氏针方向使用直径为 8 mm 的空心钻钻取腓骨骨道

沿股骨克氏针方向采用直径为 7 ~ 8 mm 的空心钻钻取股骨骨道深约 25 mm。移植物置于髂胫束深层，用弯钳在髂胫束深层分离出移植物通道（图 9-2-26）。

5. 移植物固定 将移植物置于髂胫束深层（图 9-2-27）。骨栓一端嵌入腓骨骨道，另一端嵌入股骨骨道（图 9-2-28）。

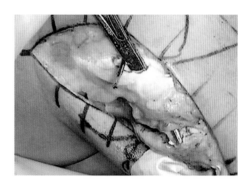

图 9-2-26 移植物软组织通道建立

在髂胫束深层采用弯钳分离，剥离出移植物的软组织通道

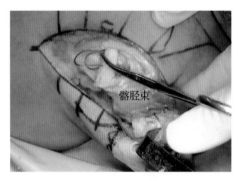

图 9-2-27 将移植物置于髂胫束深层，
骨栓准备嵌入股骨骨道内

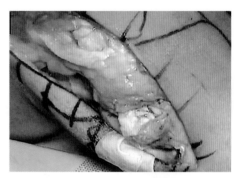

图 9-2-28 移植物骨栓嵌入
股骨与腓骨骨道内

采用 2 枚直径为 2.7 mm 皮质骨螺钉，首先固定腓骨侧骨栓（图 9-2-29），拉紧股骨侧骨栓，在屈膝 30°位，采用直径 7 ~ 8 mm 挤压钉固定股骨侧骨栓（图 9-2-30）。膝关节作伸膝活动，进一步检查伸膝活动是否受限（图 9-2-31）。将髂胫束覆盖移植物，进行切口缝合。完成骨 - 髌腱 - 骨外侧副韧带重建手术。

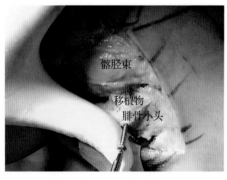

图 9-2-29 腓骨侧固定方法

采用 2 枚直径 2.7 mm 皮质骨螺钉固定腓骨侧骨栓

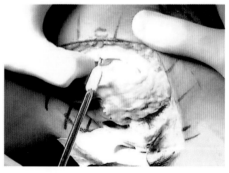

图 9-2-30 股骨侧固定方法

屈膝 30°，采用直径 8 mm 挤压钉固定股骨侧骨栓

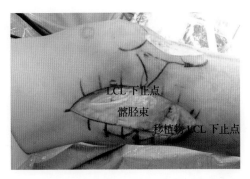

图 9-2-31　固定完毕检查髂胫束覆盖移植物

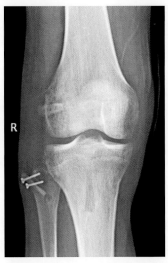

图 9-2-32　术后 X 线图像
显示移植物固定情况

6. 术后处理　术后拍摄膝关节正、侧位 X 线片（图 9-2-32），行磁共振成像（图 9-2-33）检查，评估骨道位置、内固定情况和移植物。活动时佩戴支具保护。可以早期练习关节活动度。

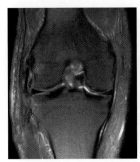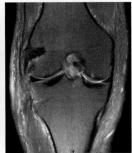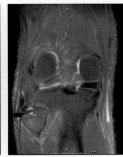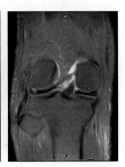

图 9-2-33　术后 MRI 图像
显示移植物和股骨与腓骨固定情况良好

（四）膝关节前外侧结构加强术

目前有关 ACL 重建时是否需要同时进行前外侧结构加强仍有争议，多数学者认为若患者存在轴移试验 Ⅱ 级及以上、ACL 重建翻修手术、全身多韧带松弛、合并 Segond 骨折、胫骨平台后倾角 10°～15°、对侧膝 ACL 损伤、无法修补的外侧半月板后根部损伤、从事对膝关节旋转活动要求较高的体育运动等情况中的一项及以上时，可考虑行膝关节前外侧结构加强手术。建议采用改良 Lemaire 技术[8]进行外侧关节外肌腱固定术（lateral extra-articular tenodesis，LET），可在 ACL 重建钻取好股骨和胫骨骨道后进行。

【手术方法】

标记关节线、腓骨头、Gerdy 结节及手术切口线（图 9-2-34）。自股骨外上髁外侧副韧带止点

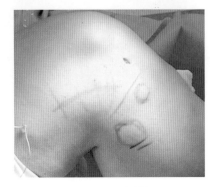

图 9-2-34　术前标记

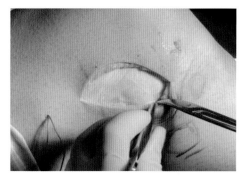

图 9-2-35　手术切口

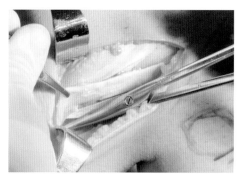

图 9-2-36　分离、切取髂胫束

处沿髂胫束走行向胫骨近端前外侧 Gerdy 结节处做弧形切口（图 9-2-35）。

显露髂胫束，切取其中后部分宽 1～1.5 cm，远端过关节线，保留 Gerdy 结节止点，向近端分离长 8～10 cm 后切断（图 9-2-36），用缝线编织游离端长约 3 cm 并测量直径，通常达到 6 mm 即可（图 9-2-37）。于股骨外上髁处向远端分离，显露外侧副韧带（图 9-2-38），将近端游离的髂胫束从外侧副韧带深面穿过（图 9-2-39）。于外侧副韧带股骨止点后上方选定肌腱固定的等长点（图 9-2-40），术中确认等长性

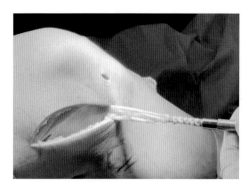

图 9-2-37　编织切取髂胫束游离端并进行
直径测量

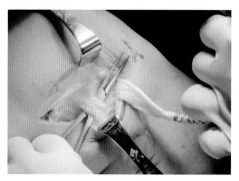

图 9-2-38　显露、分离外侧副韧带

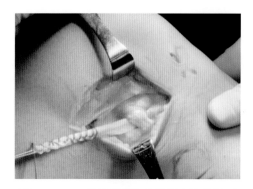

图 9-2-39　将近端游离的髂胫束从外侧副
韧带深面穿过

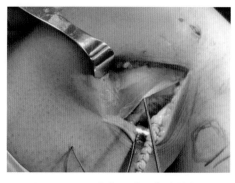

图 9-2-40　选定肌腱固定的等长点

（图 9-2-41）。

在等长点钻取与近端游离的髂胫束肌腱直径匹配的股骨骨道（图 9-2-42），钻取骨道时，从重建 ACL 的股骨骨道内观察，确认两骨道未连通。将编织好的髂胫束肌腱引入骨道（图 9-2-43），拉紧后用纽扣悬吊固定或挤压钉于屈膝 30° 位固定。

术后进行膝关节三维 CT（图 9-2-44）、磁共振成像（图 9-2-45）检查，评估骨道位置、内固定情况和移植物。佩戴膝关节可调支具保护，康复流程与单纯 ACL 重建术后基本相同。

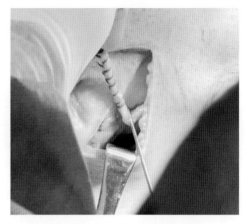

图 9-2-41　术中确认等长性

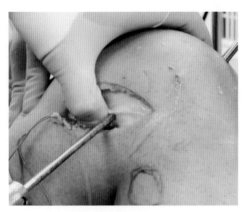

图 9-2-42　在等长点钻取骨道

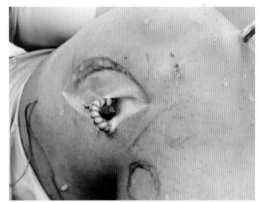

图 9-2-43　将髂胫束肌腱引入骨道

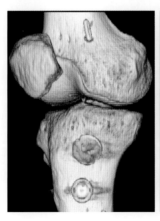

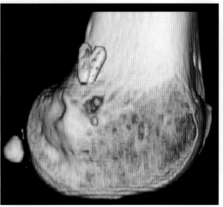

图 9-2-44　术后三维 CT 图像

显示骨道位置与内固定物情况

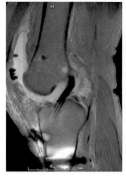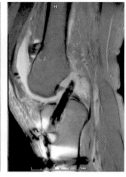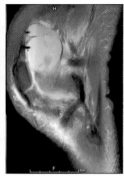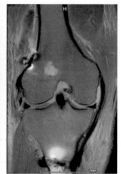

图 9-2-45　术后 MRI 图像显示移植物情况

【重要提示】

1. 腓骨小头手术区操作要充分显露和保护腓总神经。

2. 找到外侧副韧带残端，根据残端位置决定股骨骨道的位置。

3. 沿腓骨小头的前缘找到韧带的止点。

4. 根据腓骨小头的体积决定移植物的直径，中国人移植物直径应小于 8 mm。

（李海鹏　高奉　周敬滨　刘玉杰）

参考文献

[1] KURZWEIL P R, KELLEY S T. Physical examination and imaging of the medial collateral ligament and posteromedial corner of the knee[J]. Sports Med Arthrosc Rev, 2006, 14(2): 67–73.

[2] 曾宇晴, 胡劲涛, 万俊明. 膝关节前外侧韧带损伤的诊治进展 [J]. 中国骨伤, 2017，30（8）：773–776.

[3] RUNER A, BIRKMAIER S, PAMMINGER M, et al. The anterolateral ligament of the knee: a dissection study[J]. Knee, 2016, 23(1): 8–12.

[4] JACKSON, DOUGLAS W. Master techniques in orthopaedic surgery: reconstructive knee surgery[M]. 3rd ed. Philadelphia: Lippincott Williams & Wilkins, 2008.

[5] FANELLI G C, GIANNOTTI B F, EDSON C J. Arthroscopically assisted combined posterior cruciate ligament/posterior lateral complex reconstruction[J]. Arthroscopy, 2006, 12(5): 521–530.

[6] ZHAO J Z, HE Y H, WANG J H. Anatomical reconstruction of knee posterolateral complex with the tendon of the long head of biceps femoris[J]. Am J Sports Med, 2006, 34(10): 1615–1622.

[7] CHEN C H, CHEN W J, SHI C H. Lateral collateral ligament reconstruction using quadriceps tendon–patellar bone autograft with bioscrew fixation[J]. Arthroscopy, 2001, 17(5): 551–554.

[8] MARWAN, YOUSEF, KULKARNI, et al. Anterolateral ligament injury in knee dislocations[J]. Arthroscopy, 2018, 34(6): 1891–1897.

第十章　髌骨周围韧带损伤修复重建术

膝关节由于Q角的存在，髌骨具有先天性向外侧移的倾向。在膝关节疾病中，髌骨不稳占2%~3%，美国青少年发病率为29/10万，50%~60%的初次髌骨脱位可发展为复发性髌骨脱位。多数患者有屈膝活动时突然出现髌骨向外侧移动或脱出的感觉，严重者髌骨脱位无法自行复位，需急诊处理。急性髌骨脱位膝关节内出血、肿胀，髌骨内缘压痛。有时急性髌骨脱位可导致髌骨与股骨髁撞击，发生骨软骨损伤，出现膝关节交锁。

膝关节屈曲0°~30°的过程中，50%~60%的限制髌骨外移的作用来源于髌内侧支持带，进一步屈曲度数加大限制髌骨外移的主要结构是股骨滑车。髌内侧支持带松弛或断裂、髌外侧支持带过紧、股骨滑车变浅、高位髌骨、胫骨结节外移导致的膝关节Q角增大和多韧带松弛膝关节过伸，都是发生髌骨向外侧移位、半脱位或脱位致膝关节不稳的危险因素。

股四头肌腱是重要的伸膝装置，承载着巨大的负荷。文献报道股四头肌腱自发性断裂仅占自发性肌腱断裂的3%。肾病长期透析、糖尿病、代谢性疾病和风湿性疾病，长期使用激素是高危因素。低能量的损伤，如跌倒、从自行车上摔下等，患者自觉伸膝无力或膝关节不能伸直。体格检查可触及髌骨上极空虚。一般临床体格检查结合超声或磁共振成像检查，可以进一步明确诊断。髌腱断裂多由于直接或间接暴力损伤引起。一般在膝关节屈曲60°左右，因股四头肌剧烈收缩导致。

第一节　髌骨不稳的修复与重建

【髌骨不稳的评估与术式选择】

1. 髌股关节不稳的临床体征

（1）动态恐惧试验：患者取平卧位，患膝放置在床边。医师在髌骨内侧施加向外推移的应力逐渐屈膝，突然出现股四头肌收缩和恐惧感为阳性（图10-1-1）。这一检

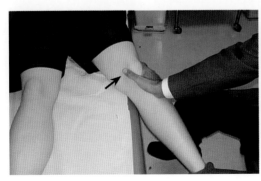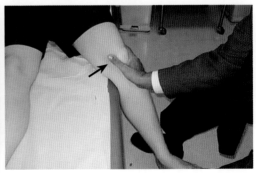

图10-1-1　动态恐惧试验

查比单纯的恐惧试验更准确，阳性率为88%，敏感性为100%[1]。

（2）髌骨推移试验：患者取膝关节伸直位。髌骨向外侧推移超过髌骨宽度的1/2（Sage试验），提示内侧髌股支持带损伤或松弛（图10-1-2）。检查时一定要双膝对比，如果患者双膝均为Sage试验阳性，且Beighton评分≥5分，则应考虑患者为多发韧带松弛症，而不是单纯的髌骨不稳。

（3）"J"征：令患者膝关节屈曲90°时主动伸直膝关节，观察髌骨是否有向外侧半脱位或脱位。

（4）髌骨研磨试验：阳性提示髌股关节软骨有损伤。

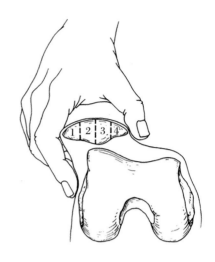

图10-1-2　髌骨推移试验

2. 髌骨不稳的影像学检查

（1）Q角测量：X线检查对髌股关节不稳的诊断是必不可少的。站立位下肢全长正位X线检查下肢是否有膝外翻及Q角增大。正常男性Q角为10°～15°，女性Q角为12°～18°（图10-1-3）。

（2）股骨髁Dejour分型：通过标准的膝关节侧位片及髌骨轴位片可评估髌骨位置及股骨髁发育情况，常用评估股骨髁发育情况的分型是Dejour分型（图10-1-4）。

A型为侧位片交叉征及轴位片股骨滑车变浅（滑车角＞145°）。

B型为侧位片滑车上方骨刺及轴位片滑车变平。

C型为侧位片双轮廓征及轴位片股骨内侧髁发育不全，股骨外侧髁增高。

D型为双轮廓征、滑车上方骨刺、股骨髁发育不对称、内侧髁与外侧髁之间形成"悬崖"。

（3）高位髌骨指数：侧位片可以测量髌骨的位置是否正常（图10-1-5），英索尔指数（IS）的正常范围为0.8～1.2，大于1.2为高位髌骨；卡顿（Caton-Deschamps）指数（CD）正常范围为0.6～1.3，大于1.3为高位髌骨。

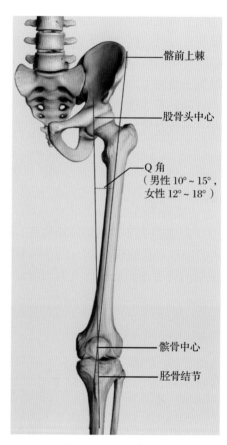

髂前上棘

股骨头中心

Q角
（男性10°～15°，
女性12°～18°）

髌骨中心

胫骨结节

图10-1-3　Q角测量
伸膝位测量髂前上棘到髌骨中心点连线和髌骨中心点到胫骨结节最高点连线的夹角（锐角）

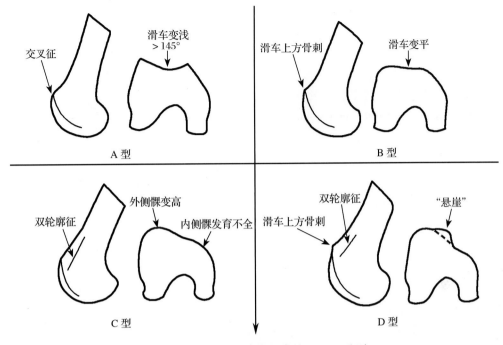

图 10-1-4　股骨髁发育异常的 Dejour 分型

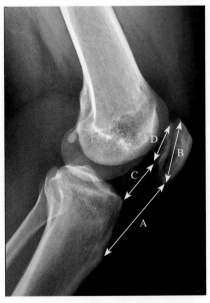

图 10-1-5　高位髌骨的测量方法
英索尔指数（IS）=A/B；卡顿指数（CD）=C/D

（4）髌骨倾斜角：屈膝 45°（Merchant）髌骨轴位像（图 10-1-6）可以很好地显示髌骨向外偏移倾斜的程度，测量髌骨倾斜角（图 10-1-7）。而标准的屈膝 90°（Sunrise）髌骨轴位像由于髌骨已经滑入滑车，反而不易判断髌骨的倾斜程度。

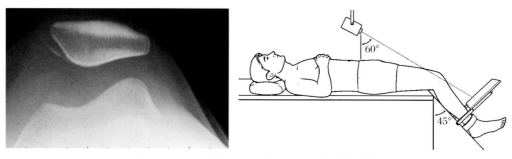

图 10-1-6　屈膝 45°（Merchant）髌骨轴位像

可以很好地显示髌骨向外偏移倾斜的程度

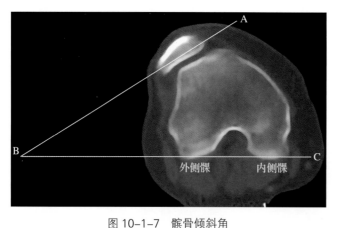

图 10-1-7　髌骨倾斜角

通过股骨内、外侧髁最后侧点的切线（B-C）与髌骨长轴所在直线（B-A）的夹角

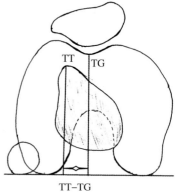

图 10-1-8　TT-TG 间距

通过 CT 或 MRI 轴位切面测量胫骨结节（TT）-滑车沟（TG）间距

（5）TT-TG 间距：通过 CT 或 MRI 轴位切面测量胫骨结节 - 滑车沟（TT-TG）间距。滑车沟（TG）最深点的轴位切面与胫骨结节（TT）最高点的轴位切面叠加后，从这两个点向股骨后髁的连线做垂线，两条垂线间的距离为 TT-TG 间距（图 10-1-8）。TT-TG 间距正常 <12 mm。统计学显示，TT-TG 间距 >20 mm 及 Q 角增大与髌股关节损伤显著相关[2]。

3. **髌骨不稳手术方法的选择**　髌内侧支持带重建术适用于复发性髌骨脱位且胫骨结节无明显外移 TT-TG<20 mm；股骨滑车没有明显的发育异常（Dejour 分型 A）；膝外翻 <5°、髌骨倾斜角（PTA）<20°、卡顿指数 <1.2 的患者[3]。研究显示，对于复发性髌骨脱位，单纯行髌内侧支持带重建术即可达到防止髌骨进一步松弛、脱位，改善膝关节功能的疗效[4]。在临床实践中，对于轻度髌骨不稳、没有髌骨脱位史的年轻患者，行外侧髌股韧带松解术 + 内侧髌股韧带紧缩缝合术；对于有明确复发性髌骨脱

位，髌骨向外侧推移超过 1/2 的患者，行外侧髌股韧带松解加内侧髌股韧带重建术和内侧重叠缝合术，均取得良好的疗效。

而对于 Dejour 分型 B ~ D、卡顿指数＞1.2、TT-TG＞20 mm 者，应根据具体情况采取胫骨结节移位及股骨滑车成形等术式[5]。

【髌骨不稳修复重建术】

1. 外侧髌股韧带松解术

常规采用膝关节内、外侧关节镜手术入路，观察膝关节在伸展活动时髌骨是否向外侧偏移、倾斜（图 10-1-9）。将 10 ml 注射器针头在髌骨外上角处插入关节腔，作为外侧髌股韧带松解的上限，防止过度松解股四头肌外侧头（图 10-1-10）。用钩状射频刀头从注射器针头标示处向远端全层切开外侧髌股韧带（图 10-1-11）。也可以用组织剪从关节镜外侧入口插入，将外侧髌股韧带直接剪开（图 10-1-12），同时还可以用手在关节外触摸剪刀的尖端位置，避免过度松解。外侧髌股韧带松解后，髌骨可以轻松地推移到髌内侧的位置。

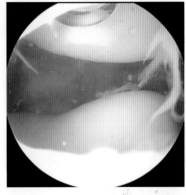

图 10-1-9 关节镜下观察：膝关节屈伸活动时观察髌骨向外侧偏移、倾斜的程度

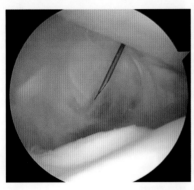
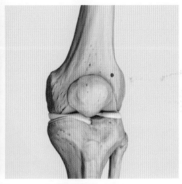

图 10-1-10 外侧髌股韧带松解的标示

将注射器针头插入髌骨外上角至关节腔（红点），作为外侧髌股韧带松解的标示

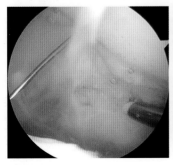
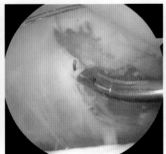
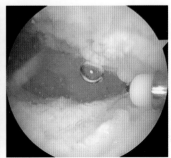

图 10-1-11 射频切开外侧髌股韧带

用钩状射频刀头从外侧入路插入，从针头处向远端全层切开外侧髌股韧带

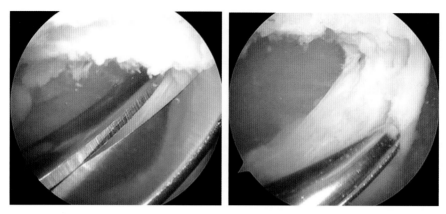

图 10-1-12　剪开外侧髌股韧带

用组织剪从关节外侧入路插入，剪开外侧髌股韧带

2. 关节镜下内侧髌股韧带缝线紧缩术

采用硬膜外针头带 PDS 缝线，从股骨内侧髁与内侧髌股韧带止点处插入关节腔，于髌骨内上缘用注射器针头带 PDS 线垂直穿入关节腔，用 PDS 线圈将其引导出关节腔（图 10-1-13）。同法经皮穿入 7 ~ 8 根 PDS 缝线，扇形分布于髌骨内侧

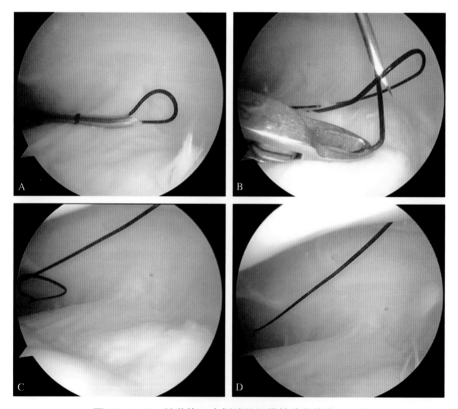

图 10-1-13　关节镜下内侧髌股韧带缝线紧缩术（一）

A. 用硬膜外针头带 PDS 线圈，自接近股骨内侧髁内侧髌股韧带处穿入关节腔；B. 于髌骨内上缘用注射器针头带 PDS 线垂直穿入关节腔；C、D. 用之前的线圈将其引导出关节腔

（图 10-1-14）。于股骨内侧髁做一长约 1 cm 的切口，自皮下将 PDS 线尾穿出切口外，膝关节在 0°～90° 位屈伸活动，检查髌骨运动轨迹，根据髌骨的位置调整其张力，自上而下逐个拉紧缝线打结固定。通过紧缩缝合内侧髌股韧带，使髌骨与股骨滑车恢复正常吻合关系（图 10-1-15、图 10-1-16）。

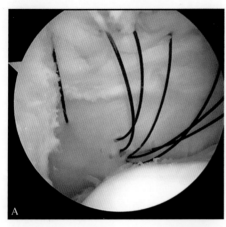
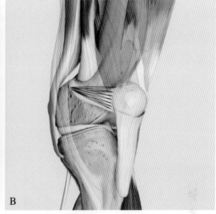

图 10-1-14　关节镜下内侧髌股韧带缝线紧缩术（二）

同法经皮穿入 7～8 根 PDS 缝线，用于紧缩内侧髌股韧带

A. 关节镜图像；B. 示意图

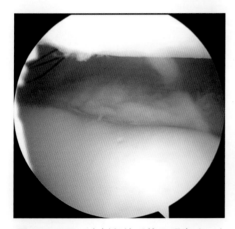
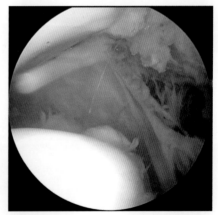

图 10-1-15　内侧紧缩后镜下观察（一）

收紧 PDS 线观察髌骨与滑车的位置关系恢复正常

图 10-1-16　内侧紧缩后镜下观察（二）

收紧 PDS 缝线后观察髌骨外缘与股骨外侧髁解剖关系恢复正常

术后患膝佩戴支具，3 周内下肢活动度固定于屈伸活动 30° 内，用于维持髌骨的位置。不限制负重，但应避免过早大幅度屈伸活动。3 周后逐渐增加膝关节屈伸活动度。6 周后屈伸活动度达 90°，可以恢复正常行走。

3. 内侧髌股韧带锚钉固定重叠缝合术

对于新鲜内侧髌股韧带撕裂（图 10-1-17），可以采用髌骨内侧带线锚钉植入紧缩缝合固定术进行修复。

取髌骨内侧纵弧形切口，逐层切开皮肤、皮下组织。贴髌骨内侧缘切开内侧髌股韧带及关节囊，显露髌骨内侧缘。在距离髌骨软骨面 5 mm，于髌骨中上 1/3 及中下 1/3 处各拧入 1 枚带线锚钉，重叠紧缩缝合内侧髌股韧带（图 10-1-18），逐层缝合切口。膝关节屈伸活动 0°~90° 镜下观察髌股关节位置恢复正常（图 10-1-19）。术后进行膝关节正、侧位 X 线复查（图 10-1-20），锚钉位置及髌股关节位置良好。

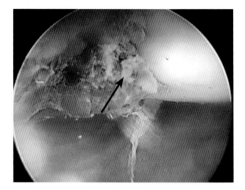

图 10-1-17　关节镜下探查确认撕裂部位
确认内侧髌股韧带撕裂位置位于髌骨边缘（箭头）

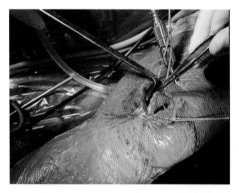

图 10-1-18　锚钉重叠缝合紧缩内侧髌股韧带
于髌骨中上 1/3 处及中下 1/3 处各拧入 1 枚直径 3.5 mm 的带线锚钉，重叠紧缩缝合内侧髌股韧带

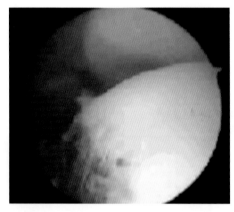

图 10-1-19　关节镜下观察髌股关节位置恢复正常

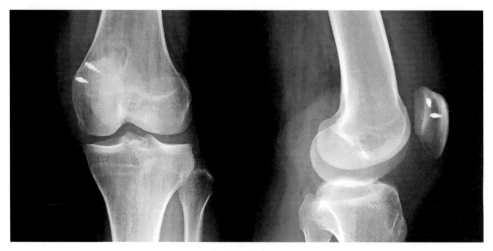

图 10-1-20　术后膝关节正、侧位 X 线图像
显示锚钉位置及髌股关节对位良好

4. 内侧髌股韧带重建术

采取硬膜外麻醉或全身麻醉，患者取平卧位。术前标记髌骨、胫骨结节、股骨内上髁、膝关节镜手术入路及手术切口（图 10-1-21）。

由于内侧髌股韧带的松弛程度和髌骨脱位的严重程度不同，关节镜下显示有的股骨滑车平坦（图 10-1-22），髌骨倾斜，髌骨向外滑移（图 10-1-23）。

由于髌骨反复向外脱位，髌骨软骨磨损呈毛刺样或部分碎裂（图 10-1-24）。髌骨与股骨滑车撞击造成关节软骨剥脱、软骨下骨外露（图 10-1-25）。关节镜下清理剥脱的软骨碎片，修整软骨创面，行外侧髌股韧带松解（图 10-1-26）。

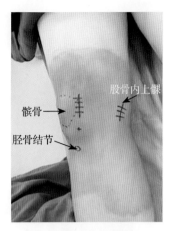

图 10-1-21 术前标记
标记手术入路及重要解剖标志

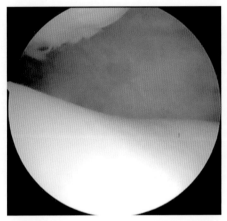

图 10-1-22 关节镜下观察（一）
股骨滑车平坦（右膝）

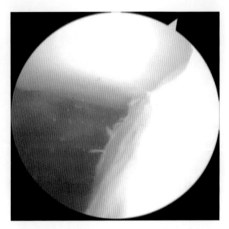

图 10-1-23 关节镜下观察（二）
髌骨不同程度向外滑移（右膝）

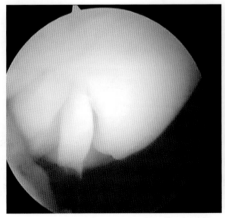

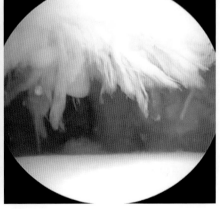

图 10-1-24 关节镜下观察（三）
髌骨软骨碎裂，呈毛刺样改变

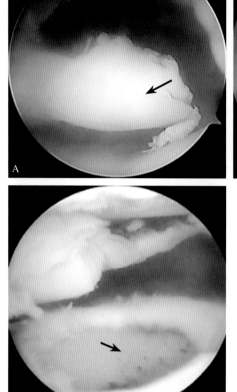

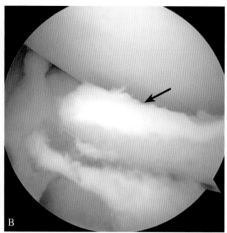

图 10-1-25 关节镜下观察（四）

髌骨脱位与股骨髁撞击造成软骨剥脱

A、B. 剥脱的软骨块（箭头）；C. 股骨
髁软骨下骨外露（箭头）

取自体股薄肌腱，两端编织缝合，肌腱对折后测量长度（图 10-1-27）。采用锚钉植入髌骨内缘，于髌骨内侧缝合包埋固定肌腱（图 10-1-28）[6]。还可采用髌骨内缘切开，用细克氏针沿髌骨内缘钻孔穿入高强度缝线，将髌内侧韧带和筋膜与肌腱缝合（图 10-1-29），再缝线连续包埋缝合[7,8]。于股骨髁内收肌结节和股骨内侧髁的最高点之间的中点（图 10-1-30）[9]，即内侧髌股韧带附着处钻取骨道，将股骨骨道近端 3 cm 扩大到与肌腱直径相当（一般为 5 ~ 6 mm）。将肌腱两端调整好张力后编织缝合在一起，通过皮下隧道牵到内侧韧带隧道口（图 10-1-30），穿过骨道在外侧拉紧缝线，关节镜监视下屈伸膝关节并调整张力合适后，可吸收界面螺钉沿导针拧入股骨骨道固定（图 10-1-31）。关节镜下屈伸活动膝关节，观察髌股关节吻合良好（图 10-1-32）。

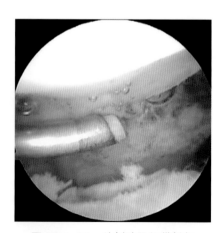

图 10-1-26 外侧髌股韧带松解

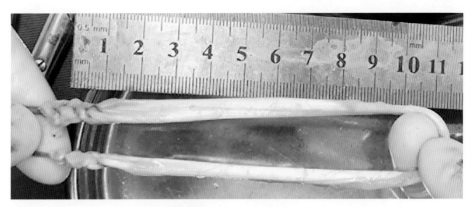

图 10-1-27 肌腱移植物

取股薄肌腱作为内侧韧带重建的材料

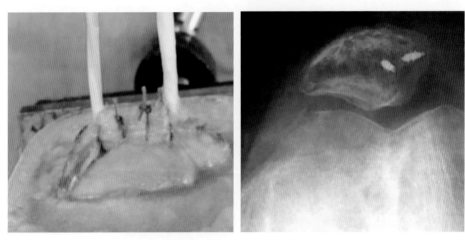

图 10-1-28 锚钉缝合固定法

切开髌骨内缘组织达骨皮质，植入缝合锚钉，缝合包埋肌腱

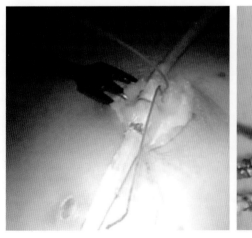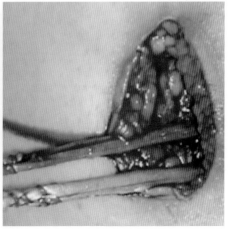

图 10-1-29 细克氏针髌骨内缘钻孔缝合固定

细克氏针沿髌骨内缘钻孔，将肌腱缝合包埋在髌内侧韧带和筋膜内

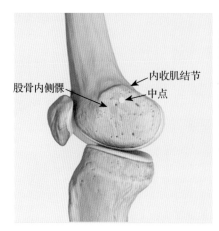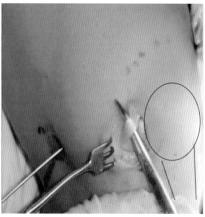

图 10-1-30　股骨内侧髁固定位置

将肌腱两端缝合穿过皮下隧道，牵入内侧髁隧道口内，隧道口（黄色点）位于股骨髁内收肌结节和股骨内侧髁的最高点之间的中点

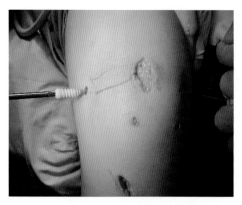

图 10-1-31　可吸收界面螺钉固定肌腱

于股骨内侧髁沿导针拧入可吸收界面螺钉固定肌腱

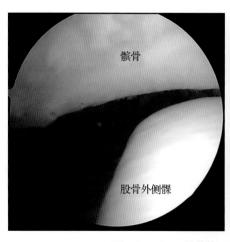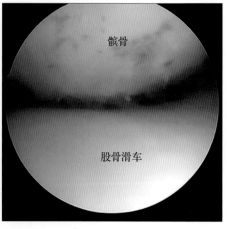

图 10-1-32　关节镜下观察髌股关节吻合情况

调整张力，使髌骨与股骨滑车对位良好后，以可吸收界面螺钉固定

术后复查膝关节轴位 X 线片，显示髌股关节面吻合（图 10-1-33），正、侧位 X 线（图 10-1-34）和 CT 三维重建（图 10-1-35）图像显示髌股关节位置恢复正常。膝关节外形恢复正常（图 10-1-36）。

下肢长腿支具固定于屈伸活动度 0°~30°位 4 周，术后可以在支具保护下负重下地活动。术后早期行股四头肌肌力练习，5 周内屈伸活动度控制在 90°以内，6 周后恢复正常行走。

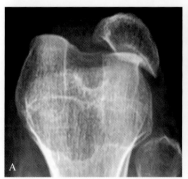
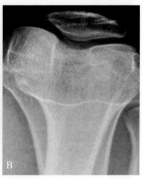

图 10-1-33　术前与术后髌骨轴位片对比

A. 术前髌骨向外半脱位；B. 内侧髌股韧带重建术后髌股关节吻合

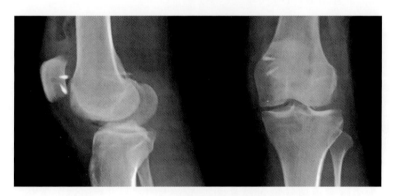

图 10-1-34　术后膝关节正、侧位 X 线图像

肌腱移植锚钉缝合固定，内侧髌股韧带重建术后

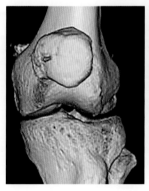
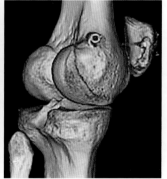

图 10-1-35　术后膝关节 CT 三维重建图像

内侧髌股韧带重建术后 CT 显示髌骨位置良好

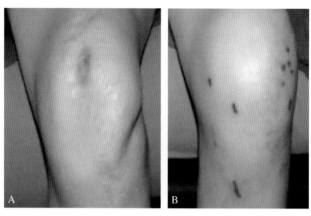

图 10-1-36　膝关节术前及术后外观对比

A. 髌骨复发性脱位开放术后复发；B. 内侧髌股韧带重建术后外观

【重要提示】

内侧髌股韧带缝线紧缩术具有创伤小、恢复快、瘢痕小等优点，但只适用于症状较轻且无明显骨关节发育异常的患者，不适用于有明确髌骨脱位和股骨髁关节发育明显异常者（Dejour 分型 B ~ D）[10]。

第二节　伸膝结构损伤修复与重建

【股四头肌腱损伤修复术】

1. 股四头肌腱断裂的临床表现　股四头肌腱是重要的伸膝装置，常见有基础疾病的低能量损伤，表现为伤后患者自觉伸膝无力或膝关节不能伸直。体格检查可触及髌骨上极空虚。一般临床体格检查结合超声或磁共振成像检查，可以进一步明确诊断。

2. 股四头肌腱骨道结合锚钉修复固定术　采用硬膜外麻醉或全身麻醉。患者取仰卧位。采用膝正中切口，自髌骨上极 5 cm 至髌骨下极逐层切开，显露断端（图 10-2-1），清理淤血并新鲜化创面。

使用 2 根不可吸收高强度缝线，锁边编织股四头肌腱（图 10-2-2）。自髌骨上极

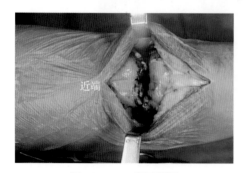

图 10-2-1　显露断端

纵向切口显露股四头肌腱与髌骨之间的断端

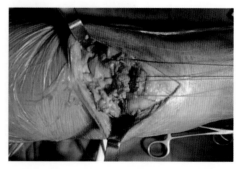

图 10-2-2　"U"形编织缝合股四头肌腱断端

向髌骨下极钻 3 个直径为 2 mm 的骨道，用长针头插入骨道，引导 PDS 线穿出备用。

在髌骨上极内、外两侧分别拧入 1 枚缝合锚钉（图 10-2-3），将缝合锚钉的缝线均匀地缝合于断裂的股四头肌腱的断端及股四头肌腱两侧的扩张部（图 10-2-4）。再将股四头肌腱断端"U"形锁边缝合的缝线各自引入髌骨两侧预制好的骨道，中间骨道引入 2 根，屈膝 45° 调整缝线张力，分别打结固定。打结完成之后膝关节屈曲活动 0° ~ 90°（图 10-2-5），检查股四头肌腱与髌骨上极缝合间隙有无缝隙，然后将髌骨周围的腱膜及软组织连续或间断缝合，逐层缝合切口和皮肤。术后手术切口愈合良好（图 10-2-6）。

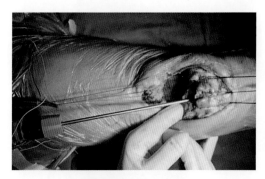

图 10-2-3 植入锚钉

将 2 枚缝合锚钉植入髌骨上缘

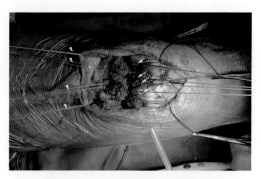

图 10-2-4 缝合股四头肌腱断端

缝合锚钉穿过缝合股四头肌腱断端（短箭头），股四头肌腱断端编织线（长箭头）拟通过备用的 PDS 线引入髌骨骨道

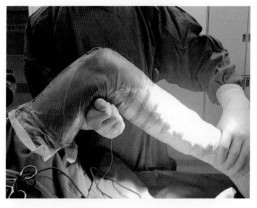

图 10-2-5 术后检查

缝合固定完毕，屈伸膝关节，检查稳定性

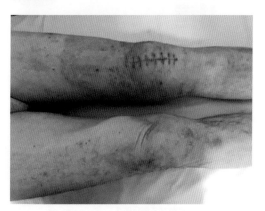

图 10-2-6 术后切口愈合良好

3. **股四头肌腱修复术后处理** 采用膝关节支具伸直位制动 4 ~ 6 周，允许早期下地部分负重活动，6 周后调整活动角度，使用支具再保护 4 ~ 6 周。膝关节 X 线检查显示术后髌骨及锚钉位置正常（图 10-2-7）。术后随访膝关节屈伸活动度恢复正常（图 10-2-8、图 10-2-9），Lysholm 评分 95 分。

R.Langenhan 等[11]研究表明，股四头肌腱断裂患者术后早期负重是相对安全的，早期负重与不负重，功能恢复及并发症的发生均无明显差异。

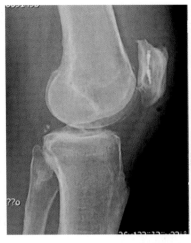
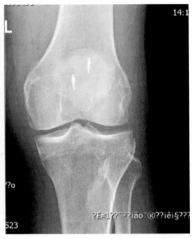

图 10-2-7　术后膝关节正、侧位 X 线图像

显示髌骨位置良好

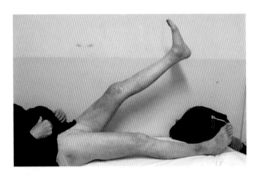
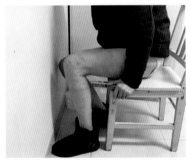

图 10-2-8　术后膝关节功能（一）

术后患肢可完全伸直，抬腿力量良好

图 10-2-9　术后膝关节功能（二）

术后膝关节屈曲活动良好

4. 重要提示

（1）股四头肌腱断裂尽量早期采取缝合固定，以免晚期股四头肌腱挛缩，影响修复。一般不需要采用股四头肌反转或肌腱移植等加强修复方式。

（2）缝合锚钉固定要根据骨质疏松情况和创面断裂的情况选择合适的植入角度、锚钉直径和数量。

【髌腱损伤修复术】

1. **髌腱断裂的临床表现**　髌腱断裂多由于直接或间接暴力损伤引起[12]。一般在膝关节屈曲 60° 左右，因股四头肌剧烈收缩导致。膝关节突然剧烈疼痛，伸膝功能障碍，在髌骨下方可显示和触及空虚感（图 10-2-10）。X 线检查显示髌骨上移，有的发生髌骨下极撕脱骨折（图 10-2-11）。结合超声或磁共振成像检查（图 10-2-12），可以进一步明确诊断。

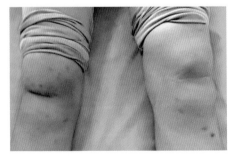

图 10-2-10　髌腱断裂外观

髌骨下方髌腱外形消失，触及髌腱为空虚感

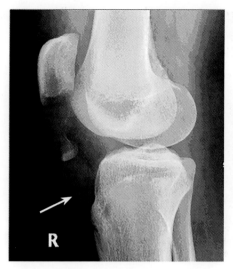

图 10-2-11　膝关节侧位 X 线图像

髌腱断裂后，髌骨上移伴撕脱骨折块

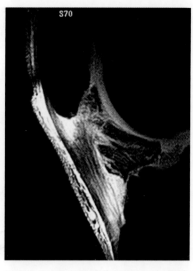

图 10-2-12　膝关节 MRI T2 加权像

髌腱与髌骨下极内高信号，提示髌腱撕裂

2. 髌腱断裂骨道结合锚钉修复重建术

麻醉后取仰卧位。自髌骨上极至胫骨结节做膝正中切口，显露髌腱断端（图 10-2-13），显示呈马尾样改变。清理关节腔及撕裂创面的淤血，并行创面新鲜化。将撕裂的马尾状髌腱组织用 2 根高强度缝线 "U" 形编织缝合两端，拉拢靠紧（图 10-2-14）。在髌骨上由下向上用直径 2 mm 克氏针钻孔（图 10-2-15），将缝线穿入髌骨骨道内，调

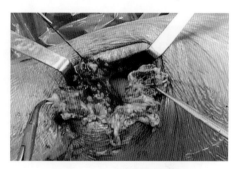

图 10-2-13　显露髌腱断端

节缝线张力，进行打结固定。在髌骨下极两侧拧入 2 枚直径为 3.5 mm 的锚钉，将髌腱扩张部进行加强缝合（图 10-2-16）。膝关节屈曲 90°，检查髌腱的张力（图 10-2-17）

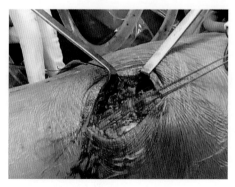

图 10-2-14　编织缝合髌腱断端

将撕裂的马尾状髌腱用高强度缝线编织缝合，向近端拉拢

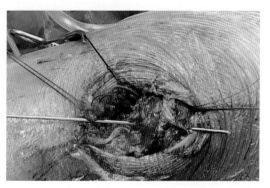

图 10-2-15　制备髌骨骨道

在髌骨上用直径 2 mm 克氏针贯穿钻孔

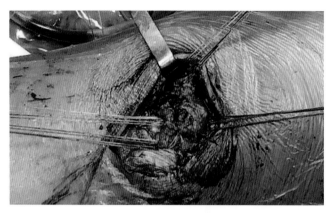

图 10-2-16　将线尾穿入骨道内打结固定

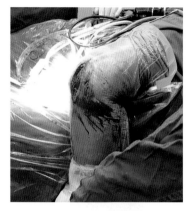

图 10-2-17　调整髌腱张力

膝关节屈曲 90°，检查并调整髌腱张力

并进行髌腱加强缝合。将关节镜置入，探查并清理关节内淤血块及游离的组织（图 10-2-18），对内侧髌股韧带部分撕裂进行镜下缝合。

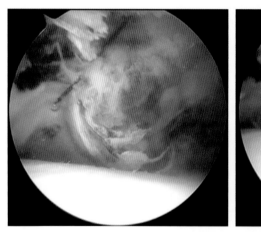
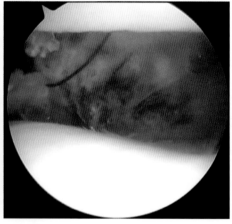

图 10-2-18　缝合内侧髌股韧带撕裂部分

关节镜探查，清理关节内淤血块，缝合内侧髌股韧带撕裂部分

　　3. 髌腱断裂修复术后处理　术后进行膝关节 X 线复查（图 10-2-19）。采用支具对膝关节制动，术后 4 周内膝关节屈伸活动度 0°～30°，术后 4～6 周膝关节屈伸活动度 0°～90°。

　　4. 重要提示

　　（1）髌腱断裂要尽量早期采取手术治疗，以免髌腱挛缩影响修复。

　　（2）缝合锚钉固定要根据骨质疏松情况和创面断裂的情况选择锚钉植入角度、直径和数量。

　　（3）对于陈旧性髌腱断裂，髌骨上移严重的，需要先行髌骨牵引，待髌骨位置恢复后Ⅱ期手术修复[13]。

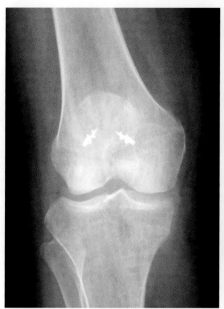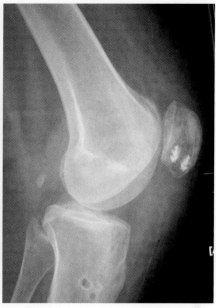

图 10-2-19　术后膝关节正、侧位 X 线图像

显示髌骨和内固定物位置正常

（薛　静　刘玉杰）

参考文献

[1] AHMAD C S, MCCARTHY M, GOMEZ J A, et al. The moving patellar apprehension test for lateral patellar instability[J]. Am J Sports Med, 2009, 37（4）：791-796.

[2] DICKSCHAS J, HARRER J, BAYER T, et al. Correlation of the tibial tuberosity-trochlear groove distance with the Q-angle [J]. Knee Surg Sports Traumatol Arthrosc, 2016, 24（3）：915-920.

[3] LAIDLAW M S, DIDUCH D R. Current concepts in the management of patellar instability[J]. Indian J Orthop, 2017, 51（5）：493-504.

[4] BAER M R, MACALENA J A. Medial patellofemoral ligament reconstruction: patient selection and perspectives [J]. Orthop Res Rev, 2017, 9:83-91.

[5] THOMPSON P, METCALFE A J. Current concepts in the surgical management of patellar instability[J]. Knee, 2019, 26（6）：1171-1181.

[6] 刘玉杰, 薛静, 周密, 等. 自体半腱肌腱游离移植重建内侧支持带治疗复发性髌骨脱位 [J]. 中华骨科杂志, 2006, 8: 509-512.

[7] 肇刚, 刘玉杰, 王俊良, 等. 腘绳肌腱移植包埋法重建内侧髌股韧带治疗复发性髌骨脱位 [J]. 中国骨伤, 2015, 28（2）：141-144.

[8] 杨玉明, 刘玉杰, 汪爱媛, 等. 腘绳肌腱移植重建内侧髌股韧带的生物力学研究 [J]. 军医进修学院学报, 2009, 30（3）：360-362.

[9] ZHANG X, XIE G, ZHANG C, et al. Comparation and evaluation of the accuracy of the sulcus localization method to establish the medial patellofemoral ligament femoral tunnel: A cadaveric and clinical study[J]. BMC Musculoskeletal Disorders, 2019, 20（1）:1-20.

[10] 王宁, 刘玉杰, 杨玉明, 等. 自体腘绳肌腱移植治疗复发性髌骨脱位 [J]. 军医进修学院学报, 2009, 30 (5): 603-605.

[11] LANGENHAN R, BAUMANN M, RICART P, et al. Postoperative functional rehabilitation after repair of quadriceps tendon ruptures: a comparison of two different protocols [J]. Knee Surg Sports Traumatol Arthrosc, 2012, 20 (11): 2275-2278.

[12] ALI YOUSEF M A, ROSENFELD S. Acute traumatic rupture of the patellar tendon in pediatric population: Case series and review of the literature[J]. Injury, 2017, 48 (11): 2515-2521.

[13] ROCHA DE FARIA J L, DE BARROS CARVALHO M, MARQUES A C, et al. Surgical treatment for chronic rupture of the patellar tendon performed in 2 stages [J]. Arthrosc Tech, 2020, 9 (1): e159-e166.

第十一章 膝关节韧带损伤的康复与功能评定

第一节 膝关节韧带损伤重建术后康复训练基本方法

膝关节韧带损伤修复重建后，应早期进行康复训练，防止组织粘连、挛缩。合理的康复方案应该在保证重建的移植物牢固愈合的同时，尽快消除膝关节的肿胀，减轻疼痛，防止肌肉萎缩、关节粘连，促进膝关节功能全面、快速恢复。康复方案的制订应遵循移植物愈合的组织学转归及生物力学特性，既不可过于激进，也不可过于保守[1]。

【术前康复】

韧带重建手术应该在炎症、水肿消退后，关节活动度基本恢复正常，肌肉功能及步态基本恢复正常后进行。另外，应该对患者进行康复教育，减轻患者对手术和康复的恐惧心理，熟悉术后康复的项目，为术后康复做好思想准备[2]。

【第1阶段】

此阶段的康复目标是控制水肿、减轻疼痛、保护移植物、在一定水平上恢复正常步态，膝关节能够完全被动伸直，屈膝达到90°，并进行肌肉力量练习。主要方法包括：

1. **理疗** 冰袋冷敷（图11-1-1）或冷敷加压系统有助于减轻训练后的炎症渗出、缓解疼痛；神经肌肉电刺激（NMES）（图11-1-2）可以辅助股四头肌肌力练习[3,4]。早期行踝泵练习（图11-1-3）有助于减轻水肿，防止下肢深静脉血栓形成。

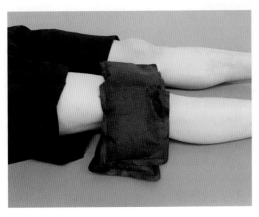

图 11-1-1　冰袋冷敷

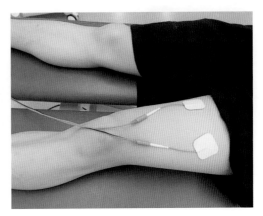

图 11-1-2　神经肌肉电刺激（NMES）

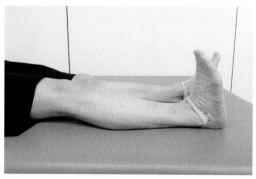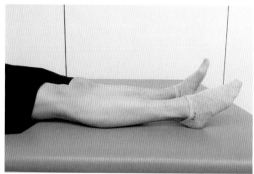

图 11-1-3 踝泵练习

2. 关节活动度训练 进行持续被动活动（CPM）（图 11-1-4）、滑板训练（图 11-1-5）、终末伸膝训练等关节活动度训练。压膝伸展训练（图 11-1-6）可以防止膝关节后方软组织粘连。术后屈膝活动受限通常伴随髌骨活动受限，因此应同时行髌骨活动度训练（图 11-1-7）。

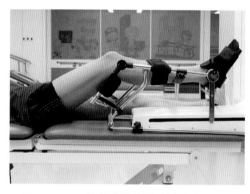

图 11-1-4 膝关节持续被动活动（CPM）

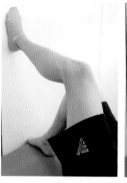

图 11-1-5 滑板训练

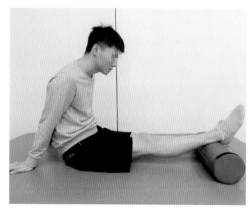

图 11-1-6 压膝伸展训练

坐位膝关节伸直，踝部垫枕，膝关节下压，牵拉关节后方软组织

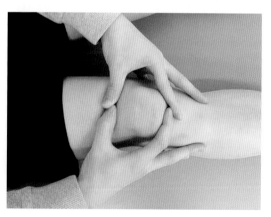

图 11-1-7 髌骨活动度训练

膝伸直位放松，以手指环绕、固定髌骨，推动髌骨做内、外、近端、远端活动。注意尽量避免增加髌股关节压力

　　3. 肌肉力量训练　进行股四头肌等长收缩训练（图 11-1-8）、股内收肌等长收缩训练（图 11-1-9）及各个方向的直腿抬高训练（图 11-1-10）、臀大肌肌力训练（图 11-1-11）、终末伸膝训练（图 11-1-12）等肌肉力量训练，防止肌肉萎缩、肌力下降。桥式运动（图 11-1-13）可改善核心肌肉力量。

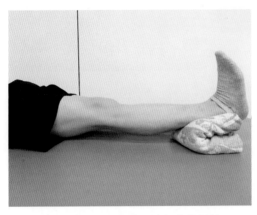

图 11-1-8　股四头肌等长收缩训练

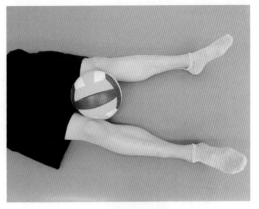

图 11-1-9　股内收肌等长收缩训练

将软球夹在双膝关节内侧，患者主动将球夹紧，锻炼股内收肌群

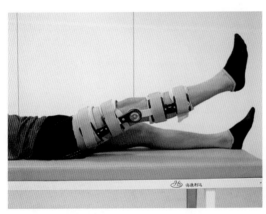

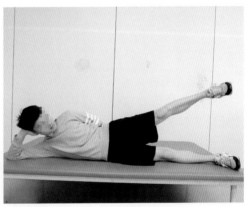

图 11-1-10　直腿抬高训练

可以在仰卧位、侧卧位、俯卧位进行。指导患者先将屈侧和伸侧肌肉同时收缩，防止胫骨移动，再抬高肢体

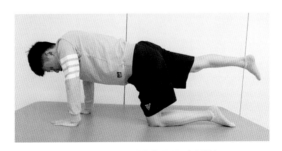

图 11-1-11　臀大肌肌力训练

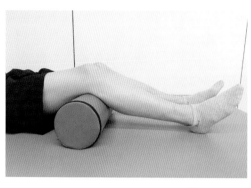
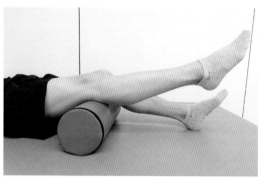

图 11-1-12   终末伸膝训练

膝下垫泡沫轴，屈膝约 30°，足跟抬离床面伸直膝关节，并保持膝关节周围肌肉紧绷数秒后放松。目的是克服股四头肌终末伸展缺陷

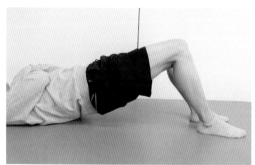
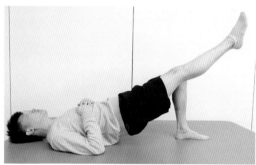

图 11-1-13   桥式运动

【第 2 阶段】

此阶段的康复目标是保护移植体，关节活动度逐渐增大至最大屈曲角度，做手法辅助下膝关节屈曲活动度训练（图 11-1-14）。增加髋部、股四头肌和小腿的力量，增加本体感觉，爬楼梯时保持正常步态。开始膝关节周围肌肉的闭链运动肌力训练（图 11-1-15 ~图 11-1-17）。此阶段可以开始利用平衡板行平衡功能训练（图 11-1-18），恢复本体感觉。

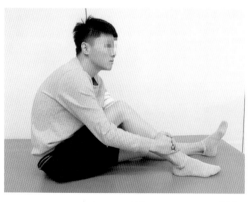
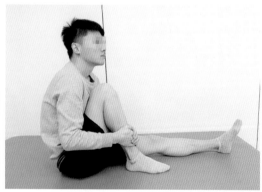

图 11-1-14   手法辅助下膝关节屈曲活动度训练

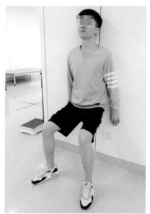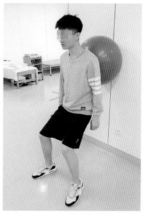

图 11-1-15　静蹲练习

目的是锻炼股四头肌肌力，增加膝关节的本体感觉，锻炼平衡功能

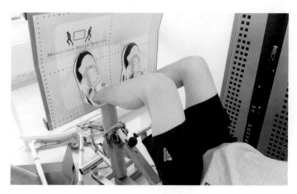

图 11-1-16　闭链蹬踏练习

逐渐增加膝关节屈曲角度

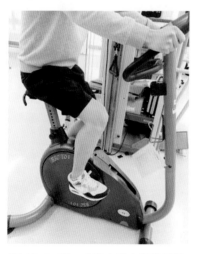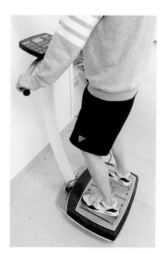

图 11-1-17　功率自行车闭链训练 图 11-1-18　平衡功能训练

有助于保持股四头肌肌力，逐渐增加膝
关节屈曲角度

【第3阶段】

此阶段的康复目标是使患膝达到全关节活动度，继续改善下肢的肌力、耐力、本体感觉。将等张和等速伸膝训练进展为全角度，即在可承受的范围内渐进性加强开链膝关节抗阻练习。可以借助弹力带（图11-1-19、图11-1-20）、等速肌力测试仪等工具帮助臀肌、股四头肌、腘绳肌、小腿进行抗阻力量练习（图11-1-21）。逐渐恢复正常的跑步步态，同时避免移植物的过度负荷[5,6]。

【第4阶段】

此阶段的训练重点是改善患者在运动中的姿势，锻炼灵活性，同时继续加强肌肉力量训练。在进行接触类训练或对灵活性要求较高的训练（图11-1-22~图11-1-24）时，仍然要求佩戴支具。

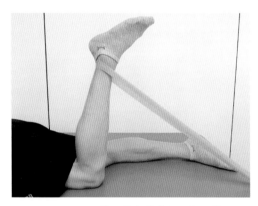

图 11-1-19　利用弹力带进行腘绳肌抗阻
肌力练习

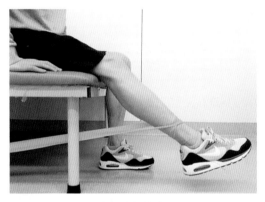

图 11-1-20　利用弹力带进行股四头肌抗阻
肌力练习

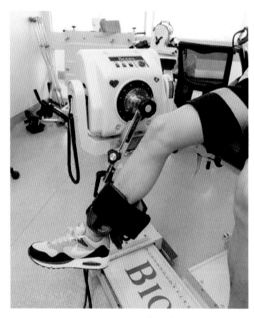

图 11-1-21　等速肌力训练
行股四头肌、腘绳肌肌力练习

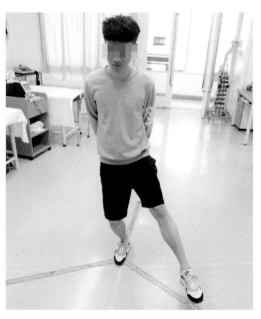

图 11-1-22　"Y"字平衡训练
锻炼患肢平衡能力及肌力

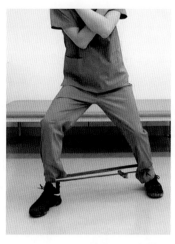

图 11-1-23　抗阻侧方跨步训练

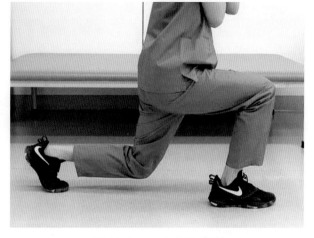

图 11-1-24　弓箭步训练

参考文献

[1] KINZER A, JENKINS W, URCH S E, et al. Rehabilitation for patients following ACL reconstruction: a knee symmetry model[J]. N Am J Sports Phys Ther, 2009, 4（1）: 2-12.

[2] LASKOWSKI E R.ACL injury and rehabilitation[J]. Curr Phys Med Rehabil Rep, 2013, 2（1）:35-40.

[3] FEIL S, NEWELL J, MINOGUE C,et al. The effectiveness of supplementing a standard rehabilitation program with superimposed neuromuscular electrical stimulation after anterior cruciate ligament reconstruction: a prospective, randomized, single-blind study[J]. Am J Sports Med, 2011, 39（6）: 1238-1247.

[4] KIM K M, CROY T, HERTEL J, et al. Effects of neuromuscular electrical stimulation after anterior cruciate ligament reconstruction on quadriceps strength, function, and patient-oriented outcomes: a systematic review[J]. J Orthop Sports Phys Ther, 2010, 40（7）: 383-391.

[5] KRUSE L M, GRAY B, WRIGHT R W. Rehabilitation after anterior cruciate ligament reconstruction: a systematic review[J]. Am J Bone Joint Surg, 2012, 94（19）: 1737-1748.

[6] MESZLER D, MANAL T J, SNYDER-MACKLER L. Rehabilitation after revision anterior cruciate ligament reconstruction: practice guidelines and procedure-modified, criterion-based progression[J]. Oper Tech Sports Med, 1998, 6（2）:111-116.

第二节　膝关节功能评定量表

膝关节功能评定量表列于表 11-2-1 ~表 11-2-3。

表 11-2-1　Lysholm 评分

项目	描述	评分	项目	描述	评分
跛行	无	5	疼痛	无	25
	轻及（或）周期性	3		重劳动偶有轻痛	20
	重及（或）持续性	0		重劳动明显痛	15
支撑	不需要	5		步行超过 2 km 或走后明显痛	10
	手杖或拐	2		步行不足 2 km 或走后明显痛	5
	不能负重	0		持续	0
交锁与	无交锁或别卡感	15	肿胀	无	10
别卡感	有别卡感，但无交锁	10		重劳动后	6
	偶有交锁	6		正常活动后	2
	经常交锁	2		持续	0
	体检时交锁	0	爬楼梯	无困难	10
不稳定	无打软腿	25		略感吃力	6
	运动或重劳动时偶见	20		跟步	2
	运动或重劳动时常见（或不能参加）	15		不能	0
	日常活动偶见	10	下蹲	无困难	5
	日常活动常见	5		略感困难	4
	步步皆见	0		不能超过 90°	2
				不能	0

表 11-2-2　HSS 评分

项目	评分	项目	评分
疼痛（30 分）		行走 500 ~ 2500 m	8
任何时候均无疼痛	30	行走少于 500 m	4
行走时无疼痛	15	不能行走	0
行走时轻微疼痛	10	B. 上楼梯	
行走时中度疼痛	5	能上楼梯，无需支具	5
行走时重度疼痛	0	能上楼梯，但需支具	2
休息时无疼痛	15	C. 转移	
休息时轻微疼痛	10	转移不需要帮助	5
休息时中度疼痛	5	转移需要帮助	2
休息时重度疼痛	0	**活动度（18 分）**	
功能（22 分）		每活动 8° 得 1 分，最高 18 分	
A. 行走		**肌力（10 分）**	
行走、站立无限制	12	优：完全对抗阻力	10
行走 2500 ~ 3000 m	10	良：部分对抗阻力	8

续表

项目	评分	项目	评分
中：能带动关节活动	0	**减分项目**	
屈膝畸形（10 分）		单手杖	−1
无畸形	10	单拐杖	−2
小于 5°	5	双拐杖	−3
大于 10°	0	伸直滞缺 5°	−2
稳定性（10 分）		伸直滞缺 10°	−3
正常	10	伸直滞缺 15°	−5
轻微不稳 5°~10°	8	每 5° 外翻扣 1 分	−1
中度不稳 10°~15°	5	每 5° 内翻扣 1 分	−1
严重不稳大于 15°	0		

临床疗效评定：优＞85 分；良 70~84 分；中：60~69 分；差＜59 分

表 11-2-3　Tegner 评分

10 竞赛运动			跑步，至少每周 5 次
足球：国家级或国际级		**5 工作**	
9 竞赛运动			重劳动（建筑、林业）
足球：低级别			竞赛运动
冰球			自行车
角力			越野滑雪
体操			娱乐性运动
8 竞赛运动			跑步，不平地面每周 2 次以上
曲棍球		**4 工作**	
回力球或羽毛球			中度劳动（货车司机、清洁工）
田径运动（跳跃类等）			娱乐性运动
高山跳跃滑雪			自行车
7 竞赛运动			越野滑雪
网球			跑步，平整地面每周 2 次以上
田径运动（跑类）		**3 工作**	
摩托车越野赛			较轻度劳动（护理）
手球或篮球			竞赛或娱乐性运动
娱乐性运动			游泳
足球			不平整林区步行
曲棍球或冰球		**2 工作**	
回力球（壁球）			轻劳动
田径（跳跃）			娱乐活动
越野			不平整地面行走
娱乐或竞赛性		**1 工作**	
越野识图赛			秘书
6 娱乐性运动			娱乐活动
网球或羽毛球			平整地面行走
手球或篮球		**0 因膝部问题而病退或残弱**	
高山跳跃滑雪			

第三节 膝关节韧带损伤重建术后康复方案

	制动	关节活动度	肌力及运动功能训练	需要注意的问题
ACL 重建术后				
第1阶段 （0~2周）	• 交叉韧带专用支具固定	• 第1周关节活动度达到屈曲30° • 第2周关节活动度达到屈曲60° • 足跟滑动训练	• 术后第2日可以在助行器保护下部分负重，2周以后可以达到完全负重 • 神经肌肉电刺激 • 股四头肌、腘绳肌等长收缩 • 闭链运动 • 中立位直腿抬高训练 • 踝泵练习、滑板运动	• 保护移植物，控制炎症、水肿、疼痛 • 冷疗或冰敷，弹力袜加压包扎 • 休息时抬高患肢 • 训练时可以摘下支具，休息时使用支具保护 • 负重或肌力训练时注意避免膝关节过伸
第2阶段 （3~4周）	• 步行时支具保护在0°~60°，避免膝关节过伸	• 第3周关节活动度达到屈曲90° • 4周后达到全范围关节活动度	• 可完全负重 • 闭链运动训练：功率自行车（逐渐增加阻力）；微蹲（双腿过渡到单腿） • 肌力训练：逐渐行抗阻肌力训练（弹力带辅助），加强股四头肌、腘绳肌力；外展位直腿抬高训练（锻炼股四头肌内侧头） • 平衡功能训练：夹球训练、平衡板、踏板训练	• 仍要注意控制炎症、水肿、疼痛 • 步行及肌力训练时注意避免膝关节过伸，伸膝肌力训练时避免强度过大，保护移植物
第3阶段 （5~8周）	• 步行时使用支具保护，可以不限制关节活动度	• 关节活动度达正常范围	• 继续加强肌肉力量训练，逐渐增加抗阻力量 • 步态训练 • 跑、跳等特殊训练 • 继续本体感觉训练、灵活性训练	• 仍要避免膝关节过伸

续表

	制动	关节活动度	肌力及运动功能训练	需要注意的问题
第4阶段（9~12周）	· 去除支具	· 保持正常的膝关节活动度	· 恢复正常步态，开始跑步训练 · 继续加强功率自行车、微蹲、抗阻踏板等闭链肌力训练 · 开始等速肌力训练等开链肌力训练 · 继续平衡功能、本体感觉、灵活性训练	· 在加强保护的前提下，可以开始有膝关节旋转的训练动作 · 抗阻肌力训练进度要循序渐进
PCL 重建术后				
第1阶段（0~2周）	· 交叉韧带支具固定 · 行走时支具固定在0°	· 第2周膝关节活动度达到屈曲45°	· 在拐杖或助行器辅助下患肢部分负重 · 下肢肌肉等长收缩训练 · 直腿抬高训练 · 腘绳肌肌力训练 · 手法松解髌骨活动度 · 踝泵训练	· 保护移植物，控制炎症、水肿、疼痛 · 冷疗或冰敷，弹力袜加压包扎 · 活动、训练时在俯卧位进行，防止胫骨向后移对重建的移植物牵拉
第2阶段（3~6周）	· 训练时在支具保护下活动 · 关节活动度控制在0°~60°	· 第4周关节活动度达到屈曲60° · 第6周关节活动度达到屈曲90°	· 术后第2周开始部分负重，1个月内逐步达到完全负重 · 以闭链肌力训练为主 · 功率自行车训练、闭链蹲蹬、上下阶梯训练（0°~60°活动范围内） · 压髋训练 · 髋关节、周围肌肉肌力训练	· 行走时支具控制在0° · 避免过度主动屈膝训练 · 避免腘绳肌肌力训练时带来后向的剪切力，影响移植物愈合 · 髌骨松动，提高髌骨、髌腱活动度
第3阶段（7~8周）	· 逐步达到正常负重和步态后可去除支具	· 逐渐增加关节活动度至正常范围	· 避免主动开链腘绳肌肌力训练（内收、外展） · 继续加强其他闭链肌肉闭链肌力训练、抗阻肌力训练 · 股四头肌开链抗阻肌力训练 · 平衡功能、本体感觉、耐力训练	· 仍然避免抗阻屈膝训练，保护重建的移植物 · 治疗性练习和功能性活动时注意避免疼痛

续表

制动	关节活动度	肌力及运动功能训练	需要注意的问题
第4阶段（9~12周） • 专项训练时使用PCL支具保护	• 恢复全部关节活动度	• 继续强化下肢肌肉力量训练，蹲踞、静蹲、抗阻肌力训练，逐渐增加负荷 • 等速肌力训练 • 开始运动、职业相关的专业项目训练 • 后期增加跑步等训练，以提高肌肉耐力 • 下肢灵活性训练 • 本体感觉训练	• 治疗性练习和功能性活动时注意避免疼痛，恢复膝关节周围肌肉良好的控制力后再 • 在膝关节周围肌肉恢复体育活动

髌内侧支持带重建术后

制动	关节活动度	肌力及运动功能训练	需要注意的问题
第1阶段（0~4周） • 可调支具固定膝关节 • 训练时可以取下	• 活动髌骨，但应避免髌骨向外侧活动 • 足下垫枕，使膝关节被动伸直 • 行闭链的屈膝训练，使关节活动度逐渐达到0°~90°	• 直腿抬高训练，可以使髋关节稍外展约20°，以加强股四头肌内侧头肌力 • 第2周时可以开始股四头肌短弧等速向心训练（0°~30°，角速度120°/s） • 开始无负重的关节本体感觉训练	• 消肿、止痛、抗感染 • 足跟垫高，加压，冰敷，早期踝泵训练以消除肿胀 • 股四头肌电刺激，超短波，磁疗消除炎症 • 使用金属内固定物的患者应避免使用理疗方法，以免在体内造成热损伤
第2阶段（5~12周） • 步行训练时仍需支具保护	• 被动关节活动度达到0°~120°	• 直腿抬高训练，股四头肌多点等长收缩训练，0°~30°微蹲训练，足跟上提训练，静态自行车训练 • 股四头肌短弧等速向心训练（0°~30°，角速度60°/s），9周后可以开始等速离心训练 • 本体感觉训练：可开始负重状态下平衡板训练	• 如无明显疼痛，可从部分负重逐渐过渡到完全负重 • 从拄单拐行走（支具锁定在0°）逐渐过渡到恢复正常步态，开始上下楼训练
第3阶段（13~24周） • 可去除支具	• 关节基本达到无痛下全范围活动	• 股四头肌全范围等速向心、离心肌力训练 • 继续负重状态下的本体感觉练习 • 灵活性练习，如跑、跳训练	• 加强股四头肌训练，尤其以股四头肌内侧头训练为主，增强髌骨稳定性